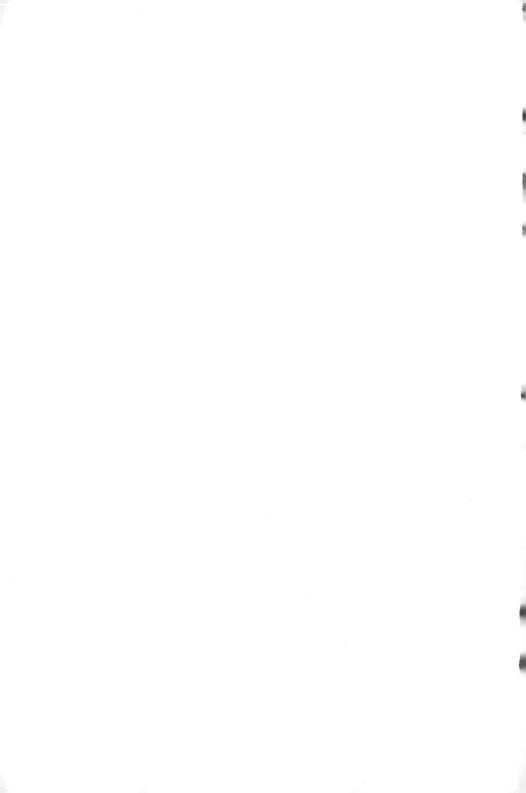

本人・家族のための精神医学ハンドブック

こころの病気のやさしい教科書

大森哲郎

日本評論社

はじめに

　あまり知られていませんが、こころの病気は実は頻度の高いよくある病気です。うつ病は全人口の10％前後の人が発病し、この頻度は糖尿病と同様です。統合失調症は全人口の１％弱の人が発病し、この頻度は関節リウマチと同様です。社交不安症、パニック症、強迫症などの不安と関連する病気も、合わせると10％以上の人が発病します。幼少期からみられる自閉スペクトラム症や注意欠如・多動症も頻度が低くないことが知られていますし、高齢化社会が進むとともに認知症にかかる人は増えてゆきます。実はこころの病気はよくある病気、英語でいう common disease なのです。

　こころの病気の症状は心理、身体および行動に現れます。たとえば、うつ病では、抑うつ気分、意欲低下、悲観などの心理面の症状とともに、動悸、倦怠感、食欲低下、体重減少などの身体症状も出現し、さらに不登校や過度の飲酒などの行動面にも変化が及びます。心理、身体および行動に現れる症状は、本人の生活全般に幅広い影響を及ぼしますが、その現れかたは個人によっても違ってきます。特に心理面の症状は主観的体験であり、周りの人に見えるわけではありません。それだけに、よくある病気でありながらも、こころの病気はちょっとわかりにくい病気かもしれません。

　この本では、そんなこころの病気を、患者・家族のみなさまへ向けて、できるだけ正確に、できるだけわかりやすくお伝えします。

各　論

第6章　双極症 ……………………91

8

総　論

第 **1** 章
こころの病気の原因と分類

1．こころの病気の原因についての考えかた

　病気になれば、誰でもなぜ病気になったのかと考えます。しかし、発症要因の特定は案外難しいものです。最も原因が明確な感染性疾患の場合でも、病原体がからだに侵入すれば必ず発症するわけではなく、その人のもつ抵抗力やそのときの健康状態によっては不顕性感染となって発症はしません。気温や室温でも違うかもしれません。すると、発症の要因としては、病原体だけではなく、抵抗力や健康状態、さらにはそのときの環境まで考慮しなければなりません。対策としては、病原体への暴露を避ける、ワクチンで抵抗力をつける、睡眠や食事に気をつけて健康を保つ、室温や湿度にも配慮する、などが導き出されます。

　こころの病気の成り立ちは感染症よりもずっと複雑で、通常は感染症における病原体のような決定的要因は存在せず、特定できない因子がたくさん関与しているので、個々の例について発症要因をつまびらかにすることは実際にはできません。それでも、どのような問題がこころの病気の発症要因として働くのかをおおまかに整理しておくことは、病気の理解、療養、対策のために役立ちます。

　こころの病気の原因として真っ先に思い浮かべるのは、悩み事、困り事、不運、不遇、過酷な環境などかもしれません。誰でもそういうときには、落胆したり、不安になったりするので、それが常軌を逸するくらい強いときに病的な状態に陥ると推定するのはもっともなことです。こころの病気の原因

として、「こころ」の次元を重視するのは大事な観点です。一方で「脳」の次元も忘れるべきではありません。たとえば、お酒を飲んでハイな気分になるのはアルコールの脳への作用ですし、甲状腺や副腎の病気で気分変化や幻覚が生じることがあるのはホルモンの脳への作用に由来します。認知症で物忘れするのは、記憶を担う神経細胞が変性してしまうからです。

　こころの病気の原因については、古くからいろいろな考えや学説がありますが、「こころ」の次元と「脳」の次元を分けて理解するのがわかりやすい方法です。ここでは「こころ」の次元を心理・環境要因と呼び、「脳」の次元をさらに脳機能要因と脳構造要因に分けて説明します。

　伝統的用語との対応では、心理・環境要因は**心因**、脳機能要因は**内因**、脳構造要因は**器質因**といわれていたものに相当します。

1）心理・環境要因（心因）

　心理・環境要因は心理・社会的要因ともいいます。人の世の常、人生に波風は尽きず、少年・青年期には、友達とうまくゆかない、異性に嫌われた、学校に行きたくない、試験に落ちたなどの悩み事に見舞われ、社会に出ると、上司や同僚との折り合い、昇進と転勤、辞職や転職など悲喜こもごもの出来事がつづきます。憩いの場のはずの家庭は、夫婦、親子、兄弟姉妹の愛情と反発が、狭い物理的・心理的空間のなかでせめぎあう場ともなります。からだの病気になれば、実際の苦痛や生活の支障にさいなまされ、治ったあとも、再発の恐れ、病気や治療のつらい記憶などが心理的な負担となります。このように人間の生活には感情を揺り動かす出来事が尽きることがありません。

　これらの出来事の影響は、個人の性格、価値観、考えかたの特性などによって違ってきます。内向的か外向的か、行動的か内省的か、積極的か消極的かなど、性格の違いによって同じ出来事でも受け取りかたが違います。仕事と職場に価値をおいていれば職場の出来事の影響が尾を引きますし、家庭や趣味に生きがいを感じていれば家族関係や健康のほうが気になるかもしれません。また、いわゆるポジティブ思考の人とネガティブ思考の人では状況判

断がずいぶん違ってきます。心因の重みと影響は、個人の側の要因を考慮して推し量らなければなりません。

　周囲の環境やサポートによっても違ってきます。苦難もみなで共有していると負担が減じます。災害後の避難所のような厳しい環境でも、仲間の存在やサポートの有無でストレスの程度が変わりますし、学校や職場などでの出来事でも、事態を分かち合う友人がいれば対処しやすくなります。こころおきなく悩みを打ち明けたり、愚痴を言ったりできる仲間がいるのが役立つこともあります。一緒にいれば安心できる友人や家族がいるのはよいことです。

　通常は、ひとつの出来事がいきなり受診の必要な精神的不調をもたらすことはめったにありません。複数の出来事が重なったり、いずれかが長くつづいたりして、不調につながってゆきます。一見ひとつの出来事から変調をきたしたように見えても、長年のこころの葛藤が素地にあって、ぎりぎりの状態で踏ん張っていたところをその出来事が最後の引き金を引いたというのが実際であることが多いです。幼少期に虐待やネグレクトなどの逆境体験を重ねていると、こころのアキレス腱をたくさん抱えているような状態となっており、一見些細な出来事にも大きな反応が生じることがあります。

　ただし、起こった出来事があまりに圧倒的で破局的だと、ひとつの出来事だけでも多くの人に共通して同じような心理状態を引き起こします。大災害被災や犯罪被害などのあとに生じる外傷後ストレス症や、親しい人との死別後に生じる悲哀反応（→44頁コラム参照）はその例です。

　心理・環境要因によって生じる症状は、不安、緊張、恐怖、抑うつ、心気、解離など多種多彩ですが、現実と非現実を識別する能力（**現実検討能力**）は保たれ、自分自身の不調の自覚（**病識**）があります。逆に、現実検討能力を失い病識があいまいになる重度の抑うつ状態、躁状態、妄想・幻覚状態などは、ふつうは心理・環境要因だけでは生じません。また、どのような症状が出現するかは、起こった出来事と個人の側の要因の兼ね合いが関係します。

コラム　心身相関

　誰でも不安になったり緊張したりすると心臓がドキドキします。時には、胃が痛んだり、下痢をしたりすることもあります。これは、不安や緊張が自律神経を通して、心臓や胃腸の働きに影響を与えるからです。自律神経は心臓や胃腸だけではなく全身の働きを調節しているので、息苦しさ、尿意や便意、食欲低下、めまい、筋肉の緊張など、さまざまな症状をもたらします。

　また生活面のストレスにともなって、月経周期が乱れたり、長期間の無月経が起こったり、男性では心因性インポテンスが生じたりします。虐待やネグレクトを受けた幼児では、栄養は十分でも身長がのびず、愛情ある取り扱いによって急に成長する現象（愛情遮断性小人症）が知られています。これらはストレスが内分泌系に作用してホルモンの分泌に影響を与えるためです。

　さらに疲労がたまったときや、逆にホッと気が抜けたときにも風邪を引くことがあります。これは気持ちの緊張や緩みが免疫系の機能に影響するためと考えられます。

　このように心理・環境要因やストレスは、不安や緊張などの心理面の変化をもたらすだけではなく、自律神経系、内分泌系、免疫系を介して身体面にも影響を及ぼします。これを**心身相関**と呼び、心身相関作用によって生じる身体症状を**心身症**と呼ぶことがあります（図1-1）。

　また、心理・環境要因によるストレスは、脳内の神経伝達物質や神経栄養因子に変化をもたらし、脳の機能にも大きな影響を及ぼします。そのため心理・環境要因は、脳機能要因と脳構造要因による病気を含めたすべてのこころの病気の発症、症状、経過に少なからぬ影響を与えます。

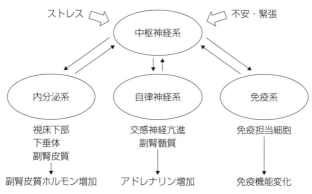

図1-1　ストレスと心身相関
（山下格著、大森哲郎補訂『精神医学ハンドブック［第8版］』より引用）

2）脳機能要因（内因）

　こころの病気は、心理・環境要因だけでは発症が理解できない場合があります。たとえば、双極症の人が躁状態になると、気分が高揚し、意欲に満ち、自信満々の気持ちになります。同じ人が抑うつ状態に転じると、気分は落ち込み、悲観的となり、生きていてもしかたがないと思ったりします。こういうとき、その人の身になって考えても、なぜ躁状態になったのか、なぜ抑うつ状態に転じたのか、心理的には理解できないことがよくあります。その場合は、何らかの脳機能の変調が生じて、気分や意欲が病的に変動したと考えると事態が理解できます。このような脳機能の変調の発生を、まだその正体がまったく不明なときに、昔の学者が内因性と名づけました。今ではその正体にはドパミン、セロトニン、ノルアドレナリンなどの神経伝達物質系の変調が関与することがわかってきているので、脳機能要因と言い換えることができます。

　この脳機能の変調の起こりやすさは、ある程度まで遺伝素因が関係しています。遺伝という言葉は特殊な印象を与えますが、遺伝の関与する病気は大きく分けて2種類あります。ひとつは単一の特殊な遺伝子による病気（単因子遺伝病）で、メンデルの法則通り顕性・潜性、常染色体性・伴性の条件にしたがって発病するものです。病気の種類は非常に多いですが、各疾患の患者数はごく限られています。いまひとつは多数の遺伝子の作用のバランスが偏る結果、一般人口平均と比べると近親者に発症率が高くなる病気（多因子遺伝の関与する病気）で、メンデルの法則にしたがわず、環境要因により大きな影響を受けます。このタイプの病気では、誰でも（あなたも私も）、程度の違いはあれ、多少ともその素因をもっています。病気の種類は高血圧、糖尿病などのごくありふれた病気で、患者数は非常に多いものです。双極症や統合失調症なども、多因子遺伝の関与する病気といえます。

　多因子遺伝の関与する病気の起きかたは、高血圧（本態性高血圧症）を例にとると理解しやすくなります。高血圧は誰でもなりますが、近親者に高血圧の人が多いと、そうでない人に比べて、中年になると血圧調節機能に変化が生じ血圧が高くなりやすくなります。特に塩分のとりすぎや太りすぎなど

があると、その傾向が強くなります。種々のストレスが加わると、心身相関
作用が働いて、血圧はいっそう上昇します。特に遺伝素因が大きければ、若
いうちから血圧が高くて、薬が必要になることもあります。

　双極症や統合失調症でも、同じような事情がみられます。すなわち、双極
症や統合失調症は誰もが罹患しますが、近親者にそれらの病気の人がいる
と、そうでない人に比べて、思春期以降に気分、意欲、思考などと関連する
脳機能に特有の変調が生じやすくなります。その変調の背景には多数の遺伝
子によって規定される種々の程度の遺伝素因がありますが、発達段階を経て
発症にいたるまでの、精神的ストレスを含む環境要因によっても大きな影響
を受けています。

　双極症と統合失調症、それに加えて反復性ないし重症のうつ病は、こころ
の病気のなかでも相対的に遺伝的素因と脳機能変調の関与が強い病気に分類
されますが、特殊な遺伝疾患ではなく、高血圧や糖尿病と同様にあくまでも
ふつうのよくある病気です。なお、かつては心理・環境要因が主因と考えら
れていた不安や強迫や恐怖を主症状とする病気にも、遺伝的素因と脳機能変
調がある程度は関与していることがあります。

コラム　**脆弱性とレジリエンス**

　心理・環境要因は、喜びから悲しみまで多彩な心理面の変化をもたらし
ますが、同時にその影響が強いとストレスとして作用し、心身相関のコラ
ム（→17頁参照）で説明したように、身体機能や脳機能にも影響を及ぼし
ます。心理・環境要因がさまざまなこころの病気の発症に関与しているの
はそのためです。

　しかし、同じ心理・環境要因にさらされて同じようにストレスを受けて
も、みなが病気を発症するわけではありません。大災害に被災すると、多
くの人が外傷後ストレス症に陥りますが、それでも被災者全員ではありま
せん。喪失体験のあとにうつ病を発症することはよくありますが、それも
みなではありません。発症には、個人の側の要因も考えなければなりませ
ん。

　そのひとつは病気に対する**脆弱性**です。脆弱性はその病気へのなりや
すさのことで、先天的な気質と体質と後天的に身につけた対処能力などが

関連しています。脆弱性が大きいと相対的にストレスが小さくても病気や不調に陥りやすくなります。なお、脆弱性は特定の人だけがもっているのではなく、誰もが何らかの病気に対しある程度はもっています。

　もうひとつはストレスや逆境をはねかえす能力で、**レジリエンス**と呼ばれています。一時的には調子を崩してもそこから回復してゆく復元力も含まれます。レジリエンスは先天的および後天的に身につけた個人の資質とも関係がありますが、家族や周囲の環境との相互作用も関与します。たとえば、周囲の支援はレジリエンスを補強するし、孤立はそれを弱めます。

　たとえていえば、ボールに外から力が加わったときの、ボールのへこみやすさが脆弱性、もとへ戻ろうとする復元力がレジリエンスです。外からの力（心理社会的出来事・ストレス）に脆弱だとボールはへこみますが、レジリエンスが強ければへこみにくく、あるいはへこんでもそれを押し戻します（図1-2）。

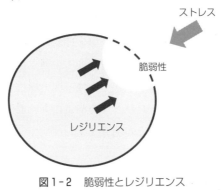

図1-2　脆弱性とレジリエンス

3）脳構造要因（脳病変と脳侵襲：器質因）

　こころの働きは脳の活動なしには生じず、脳の活動は物理的には脳の構造に支えられています。したがって、脳の構造に病変が生ずると、病変の部位に応じてさまざまな症状が発生します。運動を調節する部位に病変が生じれば手足の麻痺が起こり、記憶を司る部位に病変が起これば物忘れが生じます。病変の有無や性質はCTやMRIなどの画像検査で確かめられます。病変は神経の変性、萎縮、炎症、脳出血や脳梗塞などさまざまですが、脳に目に見える病変（構造的病変）が生じている点で共通しています。伝統的用語では器質性病変と呼ばれていました。

　たとえばアルツハイマー型認知症では、初期から、脳の奥のほうにある海馬という部位が萎縮します。この部位は新しいことを記憶するために重要な役割を担っており、ここの働きが低下すると記銘力が障害されて物忘れが生じるのです。失語症という病気は、脳の左側の言語野という領域に脳梗塞や神経変性が生じたときに起こります。この領域は言語を操るために重要な役割ももっているため、その働きが低下すると、言葉の理解ができなくなったり、うまく発語ができなくなったりするのです。このように特定の脳部位に病変が生じれば、それに対応した精神症状が生じます。

　脳に何かが侵襲しても精神機能に変化が生じます。お酒を飲んで気が大きくなったり羽目を外したりするのは、脳に対するアルコールの作用です。過剰に飲めば、アルコールの作用がもっと強く働いて意識がもうろうとしてきます。覚せい剤などの違法薬物では、気分変化だけではなく、繰り返して使用しているうちに幻覚と妄想が生じてくることもあります。また、からだの病気で高熱が持続すると意識がくもって**せん妄**（→183頁コラム参照）という状態に陥ることがあるし、甲状腺や副腎の病気でホルモンが大きく変動すると気分や意欲が変化します。このように、何らかの脳への侵襲が精神変化の原因になっている場合には、伝統的な用語では「**症状性**」とか「**外因性**」に生じた、という言いかたをすることがあります。

　脳への侵襲は目に見える脳構造変化をともなっていませんが、脳病変と並べて論じられることが多いので、ここでも両者をまとめて脳構造要因と呼んでいます。伝統的用語でも、器質性というとき、脳の病変による疾患（狭義の器質性）と脳への侵襲による疾患（症状性ないし外因性）との両方を含めています。

2. こころの病気の原因と分類

　こころの病気の原因について、心理・環境要因（心因）、脳機能要因（内因）、脳構造要因（器質因）の3つに分けて説明しましたが、実際には3つの要因は複合します。人間、誰でも、脳の活動に支えられながら、何らかの

遺伝的特徴を受けつぎ、日々さまざまな出来事にこころを乱しながら生きている存在であることを考えれば、どんなこころの病気にも、常に心理・環境要因、脳機能要因、脳構造要因が多少ずつ関係しているのは当然ともいえます。

　実際には、病気によって3つの要因の相対的な割合が違っているというのが適切です。外傷後ストレス症では心理・環境要因が圧倒的に大きいとはいえ、脳機能ないし脳構造要因の関与も背景因子として知られています。妄想・幻覚が顕著な統合失調症では脳機能変化が大きく働いていますが、心理・環境要因の関与も存在しますし、最近の研究では脳構造要因もわずかに関与していることがあるようです。認知症では脳構造要因が主要因となりますが、症状の形成には心理・環境要因が関与しています。かつては脳機能要因が重視されていたうつ病は最近では心理・環境要因も考慮するのがふつうになっていますし、逆にかつては心理・環境要因が主体と考えられていた不安症や強迫症は最近では脳機能要因の関与も考慮されるようになっています。

　図1-3には、病気ごとの3要因の割合をおおまかに示しています。外傷後ストレス症（PTSD）や悲嘆反応では心理・環境要因の比重が大きく、認知症では脳構造要因の比重が大きくなります。双極症や統合失調症では脳機

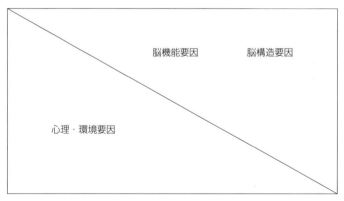

PTSD　悲嘆　不安、強迫、うつ病　双極症　統合失調症　神経発達症　認知症

図1-3　こころの病気の3要因と疾患の関係

能要因の比重が大きくなります。ただし、実際には3要因の複合の割合は、病気ごとだけではなく、患者ごとにも異なってきます。同じ診断名でも背景要因はさまざまであり、症状や経過には相当なバリエーションが生じることにも注意しておかなければなりません。

　それでも、心理・環境要因（心因）、脳機能要因（内因）、脳構造要因（器質因）のうち、どれが主要因となっているのかを考慮することは、実際の診療ではとても大切です。一例をあげると、「意欲がわかない」という訴えは、いずれの要因からも発生しますが、どの要因が主となっているかによって治療と援助の指針が変わってくるからです。

コラム　国際診断分類

　世界保健機関（WHO）は、世界共通に使えるすべての病気の分類を作成し、そのなかにはこころの病気も含まれています。現時点（2023年）で日本で使用されているのは、1992年に制定された国際疾病分類第10版（ICD-10）です。ICD-10では、上に述べた心理・環境要因（心因）、脳機能要因（内因）、脳構造要因（器質因）の考えかたが分類方法に部分的に反映されていますが、2018年に刊行された第11版（ICD-11）では、この考えかたは使われていません。代わって、具体的な症状を箇条書きにして、規定の症状数が認められたとき、それに該当する診断名をつけるという方法がいっそう徹底されています。

　心理・環境要因（心因）、脳機能要因（内因）、脳構造要因（器質因）の境界はあいまいであるうえに、それぞれの複合もあり、みる人によって解釈の余地も生じます。そのため、国際的に診断を一致させるためには、原因には言及せずに、具体的な症状をもとに病名を決めたほうがよいのです。ICD-11の日本語版は未刊行ですが、本書では、病名に関してはこのICD-11の日本語訳を基本的には採用しています。しかし、こころの病気をみるときに、診断名が何であれ、その背景として、心理・環境要因（心因）、脳機能要因（内因）、脳構造要因（器質因）を考慮することには変わりはありません。

第**2**章
こころの病気の診察と治療

1．こころの病気の診察

1）語りと傾聴

　精神科の診察は内科や外科の診察とは違います。内科や外科の診察では、あなたがからだの痛みや苦しさを手短かに述べたあとは、医師が視診、触診、聴診を行い、必要に応じて血液検査、尿検査、X線検査、心電図検査などを行います。あなたは、横になって目をつぶっていると役目が済み、あとで検査結果と診断と治療方針を伝えられることになります。

　これに対し、精神科の診察は、主にあなたや家族の話を聞くことによって行われます。当たり前のことですが、医師（医療者）はあなたの苦痛を和らげるために役に立ちたいと思っています。しかし、あなたのこころの痛みや苦しみは、あなたにしかわからないものです。それを医師（医療者）にもわかるように、教えてもらわなければなりません。

　そのために、医師（医療者）は、「どうなさったのでしょうか」と問いかけます。何から話したらよいかと戸惑う様子なら、「何でも一番お困りのことから……」と言葉を促します。話がとりとめなくなれば、たとえば不眠についてなら「眠れないのはつらいことですが、どういうふうに眠れないのでしょう。寝つきが悪い？　早く目が覚める？」などと確かめの声がけをするかもしれません。

　この確かめは、症状や状態を詳しく知るために必要でもありますが、医師（医療者）が熱心に話を聞こうとしていることが自然にあなたに伝わること

にもなります。同じように、熱心に聞こうとすると、自然にあなたの言葉に「……はい、……うん、……ははぁ」などという合いの手が入ります。そのうち、あなたが特に大事なことを口にすると、つい同じ言葉を繰り返して、たとえば「……なるほど……それがずきんと胸にこたえて、……うん」とつぶやくこともあるでしょう。また、話が長くなって、込み入ってくると、「……ということは、つまり……」などと言って、あなたの話を要約して理解しようとすることもあります。話がある程度進んでくると、医師（医療者）のほうから質問を投げかけて答えを促すこともありますが、それでも精神科の診察の前半ではあくまであなたの語りが中心です。

　医師（医療者）は話の糸口をつけ、話されることを熱心に受けとめ、ためらうときは自然に力づけ、横にそれるときはもとの道すじに戻し、うまく表現できないことには言葉を補い、時々質問を挟みながら、あなたの苦痛とその背景を描き出すことに努めます。

　このようにあなたに話してもらうことによって、医師（医療者）はあなたの苦痛をはじめてありありと理解することができます。あなたにとっては、プライバシーが守られるなかで、こころの苦痛をはじめて率直に打ち明ける機会となり、医師（医療者）がそれを共感的に受容してくれることに慰めを得られます。また、語ることには、それ自体に気持ちを浄化する作用があるし、それまで不明瞭であったことをはっきり見直すことにもつながります。

2）説明と納得

　医師のほうでは、あなたのこころの苦痛をありありと理解する作業に集中しながらも、頭のなかのチャンネルを時々切り替えて、あなたの個人的な苦痛の体験のなかに病気の症状としてとらえられる部分があるかどうかを点検する作業も行っています。からだの病気のそれぞれに特徴的な症状があるように、こころの病気のそれぞれにも特徴的な症状があります。あなたの個人的な苦痛が、こころの病気の分類のなかではどのような状態に当てはまり、どのように解釈されるかを判断するわけです。このようにしてあなたの状態に関する医学的判定、すなわち**診断**を考えます。あなたがお話しするときの

様子、たとえば表情はどうか、口調はどうか、ふるまいはどうか、落ち着き
はどうか、なども参考にします。これまでの生活歴や過去の不調の有無も重
要な情報です。

　内科や外科の病気では血液検査、心電図、CT写真などの検査所見が診断
の決め手となりますが、こころの病気では特異的な検査所見はなく、それひ
とつで診断できるような特徴的な臨床症状もないのがふつうです。その代わ
りに、一つひとつでは診断にいたらない小さな情報をも丁寧に聞き取って、
それらをつき合わせて嵌絵のように全体像を構成し、診断を絞ってゆくとい
う綿密な作業を行っています。もちろん初診時に何もかもわかるわけではな
いので、あくまで暫定的な診断です（図2-1）。

　あなたが一通り語り尽くし、医師（医療者）が暫定的な診断にたどりつく
と、いったんは診察室の中心は医師（医療者）に代わって、病気の説明に移
ります。たとえば、うつ病なら、あなたの語ってくれた内容のなかに、涙も
ろくて憂うつな気分、悲観的傾向、判断力や集中力の低下、疲労感、不眠、
食欲低下など、うつ病の特徴的症状がみられることを説明します。そのうえ
で、うつ病が回復する病気であること、ダムの水が枯れたような状態である
こと、水がたまるのを待つようにこころのエネルギーが戻るのを待つこと、

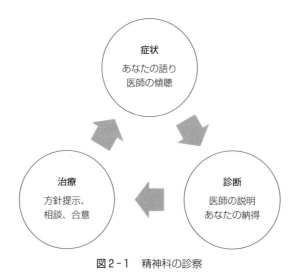

図2-1　精神科の診察

回復には時間を要すること、抑うつ状態のときは判断を間違えるので大きな決断は先に延ばすこと、調子が悪いと死にたい気持ちが生じることがあるが決して実行しないこと、などを個別の状況に応じて伝えます。

　あなたは、それを聞いて、自分が苦しかったのはうつ病という病気のためであり、治療によって治ることにほっとするかもしれませんし、治るといわれても信じられず、自分の場合はもう取り返しがつかないと思うかもしれません。自分の苦悩を病気といわれるのは心外に思うことだってあるでしょう。疑問が浮かべば質問してください。医師が一方的に説明するよりも、質疑応答で補うほうが相互の理解が深まります。初診時には医師が診断を保留することもよくありますし、あなたも一回の説明ですべて納得できなくても不思議はありません。

3）方針相談と合意形成

　診断の説明のあとで、今後の方針を相談します。軽症なら治療介入は見送って、しばらく様子を見ることもありますし、まずは休養や負荷軽減を勧めることもあります。治療へ進むにしても、精神療法（心理療法）を主体とすることもあれば、薬物療法を導入することもあります。症状が重いときは入院が望ましいこともあります。数ある選択肢のなかから最善の方針を選択しなければなりませんが、そもそも何が最善策かは実際には難しい判断ですし、医師の推奨する方法とあなたの望む対応策は必ずしも一致しないこともよくあります。たとえば、医師から入院を勧められても事情がそれを許さないこともあれば、禁酒を勧められてもすぐには受け入れられないこともあるでしょう。そのときは、あなたの事情や意向が尊重されるのは言うまでもありません。

　再び、うつ病を例にとれば、中等症や重症の人には、医師からは抗うつ薬治療を勧めることがふつうです。そのときは、薬について説明します。抗うつ薬は飲みはじめに吐き気などの軽度の副作用が出現することはあっても、飲むのを止められなくなるような依存性はありません。ただし、即効性はなくて、ダムに水がたまってゆくように徐々に効果が現れるので、しばらく服

薬を継続しなければなりません。このような説明を医師が行い、あなたがそれに納得すると、抗うつ薬による治療がはじまります。しかし、こころの病気に薬を使用すること自体に抵抗感があることや、薬物の作用や副作用にどうしても不安を感じることもあるでしょう。そういうときには抵抗感や不安感について詳しくお話を伺って、その解消に努めます。それでも服薬がためらわれるときは、次善の選択肢を探します。

　こころの病気の治療は長期間にわたることが多いので、基本方針についてあなたと医師の間でおおまかな合意が成立していないと治療がうまく進みません。こころの苦痛を抱えるあなたと、その解決の手助けになりたいと願う医師の間で、あなたの納得できる方針を見つけるのが大切です。

4）診断と治療が一体

　このように、精神科の初回の診察では、あなたの語ることを通してあなたの苦痛を医師が理解し、医師はそれを医学的に解釈して説明し、あなたがそれに納得します。そして、今後の方針について合意を作るという共同作業が行われます。

　この共同作業は、診断のために必要であるだけではなく、治療のはじまりとしても大きな意味があります。プライバシーが保たれた場で、誰にも語れなかったことを語ること自体に気持ちを浄化する作用があるし、医師がそれを共感的に傾聴してくれるのはこころの慰めとなります。また、病気の性質と治療方針に関して専門的な立場から丁寧な説明を受ければ、わけのわからなかった苦境から抜け出す道が見えてきます。このような病気と治療の説明のことを、ちょっとおおげさな言葉ですが、**心理教育**といっています。診察室を出るときに、入ってきたときと比べて少しでも気持ちが楽になっていれば、良質の診察を受けたということができます。

　初回診察の終わりには2回目の受診日を決めるのがふつうです。2回目以降も、診察の基本構成は同じで、あなたが語り、医師が聞き、調子の変化や改善点を点検し、今後の方針を確認するという共同作業がつづきます。初診時以降の調子の変化、治療効果、副作用の有無などが話題の中心となります

が、初診時には語りそびれたことや言い忘れたことが、2 回目以降に語られることもあり、それが医師の側の理解の向上や診断の微修正につながることもあります。診察間隔は、初期はなるべく短期間（たとえば 1 週間）がよく、症状が改善してくれば期間が延び（たとえば 2 週間あるいは 1 ヵ月）、さらに安定がつづけば時々の経過確認となり、やがて治療終結となります。

5）病気の自覚に乏しい場合

　こころの病気のいくつかでは、家族や周囲は心配していても、患者自身は病気の自覚に乏しいことがあります。例をあげると、統合失調症や躁病が重症なとき、依存症で自ら病気と認めるのが難しいとき、認知症で理解力が低下しているとき、意識がくもって判断力を失っているときなどです。このような場合は、上述した診察方法はそのままでは通用しません。本人の訴えをうかがうとともに、家族から得られる情報にも比重をおいて診断を検討することになります。また、自傷他害の恐れや生命の危険のあるさいには医師主導で治療導入することもありますが、その場合にも本人自身も何らかの不調感（病感）はもっていることが多いので、そこに焦点を当てて、できるだけ本人の意志を尊重して治療の合意を作ってゆきます。

コラム　心理検査と症状評価尺度

　本文中でも述べたように、こころの病気にはふつうはその病気に特異的な所見はありません。その代わりに、一つひとつでは診断にいたらないような小さな情報を聞き取って、それらをつき合わせて全体像を構成して診断を絞ってゆきます。面接を通して行われるこの作業が、こころの病気の診断方法の基本となります。

　この診断方法を補助するものとして、心理検査や症状評価尺度が用いられることがあります。知能や性格傾向を推定するさまざまな心理検査、抑うつ症状や不安症状などの程度をみるための評価尺度、自閉スペクトラム症や注意欠如・多動症を念頭においた評価尺度などは、多くの診療施設で利用されています。これらの検査は適切に使用すれば、とても役立つものです。

　しかし、CT 検査や心電図検査のように客観的で確定的な検査ではない

ことは理解しておかなければなりません。からだの病気の検査であって
も、たとえば気持ちの緊張の影響を受けやすい血圧では、病院では家庭で
測るよりも高値となることがよくあります。まして、こころの状態の測定
は、検査場面の雰囲気、そのときの気分や緊張感、取り組むさいの意欲や
集中力などの影響を強く受けます。また、置かれている状況にも左右さ
れ、対人不安があっても、ひきこもってしまえば自覚する機会が減ります
が、登校ないし出勤していると毎日のように痛切に自覚します。重症と判
定されるのを避けたい気持ちのときと、むしろ調子の悪さを積極的に伝え
たい気持ちのときでは、結果が違ってくるのはもちろんです。

　心理検査や症状評価尺度は有用ではあるものの、数値化された結果だけ
を鵜呑みにすると、実情を反映しない解釈となることがあるので注意が必
要です。

2．こころの病気の治療と援助

　こころの病気の治療と援助は、こころへのアプローチ、脳機能へのアプロ
ーチ、生活へのアプローチの3本立てです。

1）こころへのアプローチ——精神療法（心理療法）

　患者と医療者との交流を通して、患者のこころの苦痛を和らげる治療を**精
神療法**あるいは**心理療法**といいます。慣例的に精神科医師が担当すると精神
療法、心理師が担当すると心理療法と呼ばれますが、内容は同じです。ここ
では精神療法という言葉を使っています。

　精神療法には、精神分析療法、認知行動療法、森田療法、内観療法などの
特定の技法を駆使する体系的精神療法が知られていますが、一般的な診察室
や相談室で日常的に行われているのは、特定の技法には深入りしない**支持的
精神療法**と呼ばれているものです。

　前項の「こころの病気の診察」で述べたように、精神科の診察では患者が
苦痛を語り、医師（医療者）がそれを傾聴するところから診察がはじまりま
す。このような診察は、実は**カウンセリング**と呼ばれる精神療法の応用とな
っています。

　カウンセリングという言葉は時々精神療法全体と同じ意味に用いられることがありますが、本来は精神療法の技法のひとつであり、患者（来談者）中心の非指示的面談を指しています。医療者は患者の語りを積極的な関心をもって傾聴し、感情面を含めて理解しようと努めます。友人や家族が話を聞くときと違って、医療者は中立的立場を保ち、悩みや苦痛に共感しますが、自分ならこうするなどの指示的な助言はしません。一言でいうと、聞き役に徹して、患者（来談者）に思いのたけを話してもらうというのがカウンセリングの核心です。話をすることによって自分の気持ちに整理がつき、自分の苦痛の理解者を得ることはこころの慰めとなります。

　このようなカウンセリングのスタイルを相談室で心理師が継続して担当することもありますが、診察室の医師はある程度お話をうかがいながら、あるいはうかがったあとに、患者にみられる症状や病気について説明し、療養中の気持ちのもちかたや生活の工夫について助言し、回復への見通しを伝えます。病気の説明や回復への見通しは、病気によっても重症度によっても異なりますし、療養中の気持ちのもちかたや生活の工夫は、患者の年齢や生活状況を考慮したものとなります。

　病気や症状の説明は、その病気に関する説明が中心になりますが、一般的な医学知識に基づく助言も含まれます。たとえば、こころの病気にも身体症状をともなうことに疑問をもつ人には、心身相関（→17頁コラム参照）を例にとって、ストレスがかかっていると、特に緊張していなくても自律神経のバランスが乱れて全身にさまざまな自律神経症状が出現することを説明します。また、症状の成り立ちや療養の工夫については、体系的精神療法の要点を常識化した形で適宜借用することもあります。たとえば、森田療法の精神交互作用という概念を借用して、体調の変化や周囲の視線は気にすれば気にするほどますます気になるというこころの仕組みを説明し、そこから抜け出すためには、気がかりがあっても少しずつ生活を充実させてゆくことが役立つことを伝えます。また、ひとつ失敗してすべてがダメだと思い込んでいる人には、認知療法の考えかたを借用して、うまくできた例を思い出してもらいながら、再考を促します。

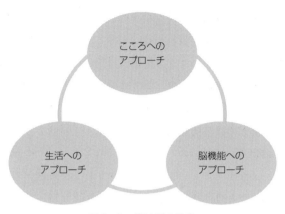

図2-2　精神科の治療

　このように、支持的精神療法では、カウンセリングの方法を応用して傾聴し、医学的知識や治療技法を援用して病気や症状を説明し、療養の方針を提示して、患者の不安を和らげ、患者が安心して治療をつづけられるように努めます。支持的精神療法では、体系的・専門的な精神療法では多少とも要求される深い内省、自己変革、行動様式の変化などを求めていません。患者がすでにもっている資質、長所、回復力、対処能力などを引き出して、病気からの回復につなげてゆきます。多くのこころの病気は、このような支持的精神療法をベースとして、そこに標準的な薬物療法を併用することで回復します（図2-2）。

　精神分析療法、認知行動療法、森田療法などの体系的・専門的精神療法に関しては、本書の上級編であり医療関係者対象の『精神医学ハンドブック［第8版］』に簡略な説明が記されています。

2）脳機能へのアプローチ——薬物療法

　第1章「こころの病気の原因と分類」で述べたように、いくつかのこころの病気の背景には脳機能の変化が想定されます。そのさいには、脳機能へ向けたアプローチが有効な方法となります。その代表的な方法が**薬物療法**です。実際のところ、精神科を受診する人には、精神療法だけではなく薬物療

法の助けが必要なことが少なくありません。幻覚、妄想、不穏、興奮、躁などの症状は薬物なしで治療するのは難しいですし、抑うつ、不安、焦燥、強迫、緊張、不眠などの症状にも薬物療法はとても有効です。もちろん薬物療法の導入と継続のためには心理面のサポートが不可欠ですし、逆に薬物療法によって症状が軽減すると、心理社会的治療やリハビリテーションも円滑に進みます。心理師が継続的に面接に当たる場合や、作業療法士、看護師、精神保健福祉士がデイケアや作業療法を行う場合や、入院して看護師がさまざまな働きかけを行う場合にも、ふつう薬物の服用は有益です。

　本章では、薬物療法の目的を 3 つに分けて説明します。特定の病気の薬物療法は各論のそれぞれの病気の項目で簡単に説明します。

　①　症状の改善（睡眠薬と抗不安薬）

　症状をとりあえず軽減する治療のことを**対症療法**といいます。たとえば発熱に使う解熱薬や腹痛に使う鎮痛薬は対症的な治療法です。これらの薬は、症状を一時的に緩和するだけで、発熱や腹痛の原因にまでは作用していません。それでもふつうの風邪や腹痛ならば自然治癒力が働いてそのうち治ってしまいます。薬は必ずしも病態や病因の本質に作用しなくても役立ちます。

　こころの病気にも対症療法は応用できます。対症的に症状を軽減すれば、悪循環的に症状が進行しなくなります。こじらせるのを防げば、その人のもつ回復力や対処能力が発動して、次第に症状が改善へ向かいます。この目的で使用されるのは睡眠薬と抗不安薬で、この 2 つの薬は病気の有無にかかわらず誰が使用してもある程度の効果をもっている薬です。

　例をあげると、たとえば職場の人間関係から緊張感が持続してイライラしやすくなったとします。すると緊張感が入眠を妨げ、寝不足がまた翌日のイライラを呼ぶという悪循環に陥ります。ここで睡眠薬を用いると、不眠が解消され、熟眠すれば翌日の緊張感も軽減されます。場合によっては抗不安薬を日中に追加して、緊張感をさらに和らげます。すると、悪循環の輪から抜け出て、本来の適応能力が自然と発揮されるようになり、仕事もそれなりにはかどり、そのうちに睡眠薬も抗不安薬も不要になります。その人の性格要因とか職場環境などの問題には手をつけなくても、対症的薬物療法だけで

（支持的精神療法がベースにあることはいうまでもありませんが）症状は消失してしまうのです。

②　病気の改善（抗精神病薬、抗うつ薬、気分安定薬）

睡眠薬と抗不安薬の効果はふつう対症療法にとどまりますが、抗精神病薬、抗うつ薬、気分安定薬などの効果は対症レベルにとどまらず、ある程度まで病気そのものを治す作用をもっています。たとえば、抗精神病薬は病的な幻覚や妄想を改善することによって統合失調症の治療ができます。抗うつ薬は気分正常な人に高揚感をもたらすことはありませんが、うつ病、不安症などの症状を改善することができます。気分安定薬は、通常の気分には変化をもたらしませんが、双極症の躁や抑うつ状態を改善することができます。

これらの薬物は、病的状態にはない人が用いても明瞭な心理的変化は生じませんが、統合失調症、うつ病（および不安症）、双極症の患者が使用したときは症状改善効果を発揮する薬物であり、それぞれの病気の背景にある脳機能変化を修正する働きがあると考えられています。それぞれの薬の作用に関する研究も進んでいて、抗精神病薬はドパミン神経伝達を抑制し、抗うつ薬はセロトニン神経伝達またはノルアドレナリン神経伝達の促進と関連していることがわかっています。

これらの薬物には即効性はなく、効果発現のためには持続的に使用しなければなりません。また、副作用が出現することはありますが、多くの場合は軽度であり、対応可能です。

③　安定維持と再発予防（抗精神病薬、抗うつ薬、気分安定薬）

抗精神病薬は妄想・幻覚などの症状を改善するだけではなく、統合失調症の安定状態を維持し再発を予防することができます。抗うつ薬は病的抑うつ状態から回復させる作用だけではなく、反復性うつ病の再発を予防します。気分安定薬は躁症状や抑うつ状態を改善するほかに、双極症の躁うつ病相の再発を予防する働きがあります。薬物を継続して用いることによって、安定を維持し再発を予防することができるのです。それぞれに注意すべき副作用はありますが、長期間服用しても依存状態になったり、必要量が増加したりすることはありません。時々は必要な検査もしながら安全に使用できます。

　調子が安定していても服薬を継続する必要があるのは、糖尿病や高血圧などの生活習慣病と似ています。これらの病気では食事や運動に気をつけながら薬物を継続して症状の再燃や増悪を防ぐように、こころの病気では生活リズムや社会生活に気をつけながら服薬を継続するのが安定維持と再発予防に有効です。

3）生活へのアプローチ──社会療法

　精神療法はこころに働きかけて悩み事や困り事の解決を図り、薬物療法は脳機能変調の修正によって病的状態からの脱却を目指します。これに対し、社会療法は生活面に働きかけて社会生活や対人関係の技能を向上させることを目的とします。一般的な外来治療では、専門的な社会療法を導入しないことがむしろ多いですが、広義の社会療法は生活面の工夫や修正の試み全般ということができます。外出に抵抗のあった人が回復途上で外出の練習をするのも、休職中の人が復職前に自宅で机に向かって作業してみるのも、一種の社会療法です。

　一部の外来治療や入院治療で行われる専門的な社会療法は、通常は多種職医療チームと複数の患者という集団のなかで遂行されます。この点は、精神療法と薬物療法が医療者と患者の一対一の信頼関係を軸に成立するのに対し、社会療法の特徴です。多種職チームは、医師、看護師、作業療法士、精神保健福祉士、公認心理師などから構成されています。もともとは入院や療養が長期に及んだ統合失調症のリハビリテーションとして発展してきましたが、現在ではうつ病遷延例の復職準備や自閉スペクトラム症の適応力向上などへと応用が拡大してきています。代表的な技法に作業療法、デイケア、生活技能訓練があり、精神科病院、規模の大きいクリニック、総合病院精神科などで日常的に行われています。

　これらとは別に、アルコール依存症など特定の病気の当事者のみで集まる自助グループ活動も、重要な社会療法のひとつです。

①　作業療法

　作業療法（Occupational Therapy：OT）では、作業療法士の指導のもと

に、陶芸、手芸、革細工、木工、絵画、音楽、カラオケ、調理、パソコン、ゲーム、スポーツ、散歩、園芸など、さまざまな作業に取り組みます。生活リズムの安定、対人技術の向上、活動性の向上、情動の安定化、居場所の確保、身体機能の改善など、さまざまな効用が期待できます。日常生活への復帰のためのリハビリテーションとしても意味があり、復学・復職の準備としても生かせますし、スタッフや参加メンバーとの会話は対人交流の練習になります。

② デイケア

外来患者を対象とし、生活リズムの改善、症状安定維持、対人技能の改善、就労・就学の準備などを目的とした集団活動です。日中の場合をデイケア（6時間）、半日の場合をショートケア（3時間）、夜間の場合をナイトケア（4時間）と呼んでいます。活動内容はレクリエーション、遊びや芸術、料理と歓談、スポーツ活動、話し合い、療養指導などさまざまです。これらの活動を通して、日常生活のリズムをつけ、参加者同士およびスタッフと交流し、人との出会いや仲間とのつながりを広げてゆきます。

③ 生活技能訓練

生活技能訓練（Social Skills Training）は英語の頭文字をとってSST（エスエスティ）と呼ばれています。日常生活技能や社会生活が苦手になっている場合に、挨拶のしかた、話しかた、人との上手な接しかたなどを練習するものです。通常は数名のグループのロールプレイで行います。日常生活のなかで起こりそうな場面を想定し、指導者がお手本を示したり、参加者同士で実際に練習してみたりして、対人場面で生じる困難を減らすことを目指します。SSTは作業療法やデイケアのプログラムに組み込まれていることが多いです。また、家族へのSSTも行われています。家族が病気を理解しているのは重要ですし、患者の示す言動へ家族がどう対処するかは、患者の安定維持にも関わってきます。

④ 自助グループ活動

自助グループは何らかの病気や困難を抱えている人が、同じような病気や困難をもつ人たちと、互いに支え合い、その病気や困難を乗り越えることを

目的とした自主的な集まりです。アルコール依存症の Alcoholics Anonymous（AA）と断酒会が代表的です。お酒を止めたくても止められなくて何度も失敗した人たちがその体験を話すと、その場にいる人は誰よりもよくわかってくれます。他の参加者の話も身に沁みます。そういう仲間の存在と相互の支援が、お酒のない生活の継続にとても役立ちます。

4）生活障害への援助と支援

こころの病気の治療では、症状の軽減と消失を目指す狭義の治療だけではなく、症状が残存してもそれなりの社会生活を送ることを援助するという発想が常に含まれています。そういう発想はとても大切で、それなりの社会生活を送っているうちに、症状が消退してゆくことがよくあります。

しかし、病気の性質と経過によっては、症状の完全消退は期待が難しくなり、生活上の支障は、慢性的、持続的ないし固定的となることがあります。そうなると症状が残存しているというよりも、一種のハンディキャップを負った状態がつづいていると考えたほうが現実的となります。視聴覚障害やからだの病気をもつ人が、バリアフリーの社会のなかで自由に日常生活を送っているのと同様に、こころの病気のハンディキャップがあってもうまく日常生活が送れるような援助と支援こそが最も重要となってきます。

そのための援助と支援は、医療の枠を超えて、むしろ福祉の対象となり、社会全体の課題ともなります。具体的には、第7章「統合失調症」で説明するように、住居確保、生活支援、就労支援、経済支援のためのさまざまな制

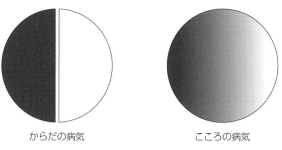

からだの病気　　　　こころの病気

図 2 - 3　病気（disease）と生活障害（disability）

度や社会資源が用意されています（→114頁参照）。まだ十分とは言えないところがありますが、こころの病気に関するバリアフリーな社会の実現に向かって諸制度の改良が重ねられてきています。

　重要な点は、こころの病気の場合、病気（disease）と生活障害（disability）の境界は視聴覚障害やからだの病気のようには明瞭ではないことです（図2-3）。生活上の支障は、慢性的、持続的ないし固定的となるとはいっても、潜在的な可変性を常に残しています。援助と支援を受けて日常生活を送るうちに病気の症状も改善することがありえます。

コラム　通院治療の支援制度

　こころの病気の治療には、しばしば長い治療期間が必要となります。その間の経済的および社会的な支援として用意されている制度を簡略に紹介します。詳しくは受診先の主治医や相談窓口に問い合わせてください。
　① 自立支援医療制度
　長期の治療を必要とする病気の人が対象で、診察費、治療費、薬代、デイケア、訪問看護などの費用を軽減する制度です。通常は3割の医療費自己負担分が1割に軽減されます。簡単にいえば、支払いが3分の1になります。初診後すぐにでも市区町村窓口から申請できますが、通院先は1ヵ所に指定される（同じ病気で他の医療機関を受診すると3割負担となる）ので、通院することが決まってから申請するのが無難です。
　② 精神障害者保健福祉手帳
　長期にわたり日常生活や社会生活の制約がある人を対象に、社会参加や就労を支援する制度です。所得税と住民税と相続税の軽減、公営住宅の入居優遇、公共交通機関の運賃割引などが受けられます（地域によって違いがあります）。また、多数の従業員がいる企業は一定の割合で障害者を雇用する義務があるのですが、手帳があると障害者の雇用枠に応募できます。手帳を申請するには、その病気の初診日から6ヵ月以上が経っていることが条件となります。
　③ 障害年金制度
　障害をもった人の生活費を補うための給付制度です。日常生活能力、社会生活能力、労働能力に困難を抱えている場合に受給できることがあります。能力障害の程度や初診日における年金加入状況などの条件があります。

各 論

第**3**章

ストレス関連症

うつ病や不安症などの病気ではストレスが発症の誘因となることはよくありますが、ストレス要因は、個人の体質、素因、身体状態、性格、成育歴、生活史などの発症につながる多因子のなかのひとつであって、何かひとつの出来事や不運が、それ単独で原因となることは通常ありません。それに対し、ここで説明するストレス関連症と総称される病気では、ひとつの出来事や状況がほぼそれ単独で原因となって発症します。精神科の病気のなかでも、心理・環境要因が発症に大きな比重を占める病気です。

ここでは、**適応反応症（適応障害）**と**外傷後ストレス症（PTSD）**について説明します。

1．適応反応症（適応障害）

1）症状

入学や就職や転職にさいし、学校や職場に慣れ、新たな仲間ができるまでにしばらく時間がかかります。新たな居場所になじめなかったり、人間関係に悩みが生じたりすると、毎日が苦痛に感じられます。失業、離婚、疾病罹患、事故などのために、急に生活環境が一変することもあります。こういうとき、周囲からのサポートや良好な交友関係があると時間の経つうちに解決してゆきますが、ストレスとなる出来事の程度や性質によっては、その出来事のことがいつも頭から離れず、不安、心配、憂うつな気分、イライラ、不眠などがつづき、日常生活が妨げられます。この状態を、これまでは適応障害と呼んでいましたが、本人の適応力不足という誤解を避けるために、

ICD-11の導入を機に適応反応症という病名に変更することが決まっています。通常、症状は出来事から1ヵ月以内に現れ、ストレス要因が消失ないし解決すれば6ヵ月以内には軽快します。それ以上長くつづくときは別の病気の可能性も考えなければなりません。適応反応症は、精神科や心療内科の外来では最も多い病気のひとつです。

2）治療

　適応反応症の場合は、後述するPTSDと比べるとストレスとなる出来事は比較的日常的なもので、発症には、ストレスの性質と程度とともに、個人のストレスへの対処能力も関与しています。また、そのときの身体的および精神的な状態も関与しますし、周囲からのサポートの有無も関与しています。これらの複合的要因を考慮して治療方針を考えます。

　①　ストレス要因の軽減

　心身不調になっても当然と思えるような長時間の激務や過酷な環境下で仕事をつづけてきた場合は、しばらく休職するのが回復の近道となります。種々の事情から休職が難しいときは、せめて就業時間を短縮するなどして、負担軽減を図るのがよいでしょう。病院を受診して、休養が必要と判断されれば診断書を出してもらえます。休養や勤務時間短縮は、ストレス要因の軽減となるとともに、蓄積した疲労からの回復を促して、その人本来の対処能力が発揮できるようになるという効用があります。

　また、一人で問題を抱えているとますます苦しくなるので、職場や学校などの相談室を利用するのもよいでしょう。セクハラやパワハラなどが背景にあるさいには、それをそのままにして調子を取り戻すのはそもそも無理な話です。なるべく早く相談するようにしましょう。

　②　個人の対処能力の向上

　ストレスとなっている出来事によっては、気晴らしや対処方法の工夫で抜け出せることもあります。休日もなく働きつづけるのは限度がありますから、休日はしっかり確保するようにしましょう。趣味なり外出なりで気分転換ができるのはよいことです。友人との談笑や会食もよいかもしれません。

休日には少しゆっくり寝るのも悪くありません。ただし、このようにして解決できるのは、ストレス要因が比較的軽度の場合です。

　飲酒は一時的には気がまぎれても過度になると逆効果となりますし、寝不足解消に昼まで寝てしまうと睡眠リズムが狂ってしまいます。最近は、軽い抑うつ状態ならからだを休めているよりも、軽く運動するほうが気分が改善するともいわれています。散歩などの運動を定期的に行うのはよいことです。日中の適度な活動と夜間の睡眠という日内リズムは保つことが基本です。

　家族や友人に話を聞いてもらうのもよいことですが、家族や友人にはかえって話しづらいこともあります。そのさいは、相談機関や医療機関で話を聞いてもらうと、気持ちが整理されて解決の糸口が見つかります。問題に応じた対処方法の助言がもらえます。

　③　対症的薬物療法

　適応反応症は、ストレスという心理・環境要因が主因なので、上述のように、ストレス要因の軽減と対処能力の向上が、解決の本筋になります。しかし、薬物治療の介入が有効なことは少なくありません。

　たとえば、不安や緊張が強いと寝つけなくなります。寝つけても途中で目覚め、ストレスとなっている出来事が思い浮かぶと再入眠できなくなります。こうなると、寝不足が翌日の疲労感と不調感をさらに高めるという悪循環に陥ってしまいます。そのさいは、少量の睡眠薬が役立ちます。睡眠薬を少量用いると眠れるようになって、翌日の体調が改善し、不安と緊張感も軽減されて、悪循環の輪から抜け出すことができます。すると本来の対処能力が自然に発揮されるようになって、新しい環境への順応を助けます。最近の睡眠薬はお酒よりもはるかに安全性が高く、癖になることもありません。

　日中に緊張感、動悸、めまいなどの自覚症状が強い場合は、少量の抗不安薬を用いると自覚症状が軽減されることがあります。すると、本来の対処能力を発揮することができるようになって、回復の早道になります。

　不眠や緊張感などがつづくようなら医療機関を受診してみてください。

3）症状が長引くとき

　ストレスが誘因となって、うつ病や不安症（パニック症、全般性不安症）などが発症することはよくあることです。適応反応症のように見えても、実際はうつ病などの他の病気かもしれません。また、ある出来事や状況変化に引きつづいて症状が出現したように思える場合でも、実はもっと前からうつ病や不安症がはじまっていて、それがちょっとした出来事や状況変化をきっかけに強く自覚されるようになったのかもしれません。症状が重症化したり遷延したりすれば、別の病気の可能性も出てきます。そのときは、その病気の治療が必要になります。

4）療養の心構え

　① 　生活習慣と生活リズムの維持

　しばらく自宅療養となったときには、生活の習慣とリズムの維持に気をつけてください。規則的な睡眠と食事は回復の基礎となります。飲酒は控え、日常の習慣は保ち、少し落ち着いたら軽い作業や散歩などをはじめるようにしましょう。

　② 　職場復帰をどうするか

　職場から一時的に離れて休養をとれれば、症状は速やかに軽減に向かいます。しかし、さっそく気掛かりとなるのは、職場復帰のことです。「戻りたくない」「辞めるわけにはゆかない」「長く休んでも迷惑をかける」など、さまざまな思いが去来します。環境側の要因にも個人の側の要因にもさまざまな場合があるので一概には言えませんが、心身の疲労がとれてくると、自然に復職に気持ちが向かうことが多いようです。職場との相談も大切です。部署や役割の変更、労働時間の短縮、あるいは責任の軽減などが、スムーズな復職に役立つこともあります。

　③ 　ハラスメントへの対応

　パワハラ、セクハラをはじめとするハラスメント、過酷な労働環境、異様な長時間労働などの問題が存在すれば、そもそも適応するのが無理な話となります。病院やクリニックでは、あなたの苦悩に共感し、心身の不調の回復

のために援助を惜しみませんが、問題そのものに介入することはできません。組織内の相談窓口や地域の労働局の窓口などが適切な対応を助言してくれます。

　④　繰り返すとき

　もし、転勤、配置転換、転職などのさいに適応反応症を繰り返すとしたら、たまたま運悪くストレス状況に遭遇しやすいのかもしれませんが、個人の側にも要因があるのかもしれません（→19頁コラム参照）。また、緊張しやすい人、気分にむらがある人、コミュニケーションが苦手な人、ケアレスミスの多い人などでは、環境の変化やストレス状況に適応しにくくなります。主治医と相談してみてください。

5）家族と周りの人にできること

　適応反応症は、通常は症状もそれほど重症ではなく、ストレス状況から離れることによって比較的速やかに回復します。しかし、職場のストレスが引き金になったときには、復職にさいして勤務時間や勤務内容の変更あるいは責任の軽減などが必要となったり、事情によっては転職につながったりすることがあります。そういう意味では、人生の岐路ともなり、ライフスタイルの見直しの契機ともなる事態です。社会に適応することも大事ですし、時にはちょっと無理しなければならないこともあるかもしれませんが、心身の健康を失ってしまっては元も子もありません。まず本人の回復を待ち、本人の意向を尊重し、時間をかけて結論を出すように促しましょう。

　なお、適応反応症は、医療現場では本来の意味よりも幅広く使われることがわりとよくあります。なかなか回復しないときには、通院に同行して主治医に治療の見通しを聞いてみてください。

　　　コラム　**遷延性悲嘆症**

　親しい人の死のあとには耐えがたい悲哀感と空虚感が残ります。十分なことをしてあげられなかった後悔や自責の念にも駆られます。外見的には落ち着きを取り戻したようにみえても、これらの感情は、不幸の起きた当

初よりいっそう切実になることもあります。親しい人の死のあとの悲嘆反応が、通常よりも長く（6ヵ月以上）つづき、程度が想定される範囲を著しく超えている場合を、**遷延性悲嘆症**（せんえんせいひたんしょう）といいます。

　追憶の痛みをもちつづけながらも、日常生活を送るなかで、通常は時間の経過とともに次第に回復に向かいます。悲しみをともにする家族や親しい友人の存在は回復を助けます。

　うつ病との鑑別が難しいことがよくありますし、時には悲嘆反応からうつ病へ移行することもあります。

2．外傷後ストレス症（PTSD）

1）症状

　適応反応症（適応障害）におけるストレスが、職場や学校などでの比較的日常的なものであるのに対し、外傷後ストレス症（Post-Traumatic Stress Disorder：PTSD）におけるストレスは、災害被災、暴力や犯罪や事故の被害、殺傷の目撃などの非日常的で破局的なものです。Trauma（トラウマ）は外傷（けがの傷）という意味ですが、この場合はこころに負った深い傷という意味です。このような強烈な精神的ショック（トラウマ）のあと、しばらくしてから特徴的な症状が出現することがあり、外傷後ストレス症と呼ばれています。

　その特徴の1つ目は、災害、暴行、殺傷、脅迫など事件の情景が、夢のなか、あるいは覚醒時にも、自動的に、またはそれを連想させる刺激に誘発されて、突然にありありと、当時の感情および身体感覚をともなって再現することです（**フラッシュバック**）。そのたびに非常な苦痛を再体験するため、気分が落ち込み、あるいは苛立ちやすく、あるいは怒りっぽくなります。

　2つ目は、引き金になる刺激を避けようとすることです（**回避行動**）。そのため、ひきこもりがちな生活に陥ったり、苦痛から逃れるためアルコールなどの乱用に走りやすくなったりします。

　3つ目は、神経過敏で過覚醒状態がつづくことで、ちょっとした物音にも驚愕（きょうがく）反応を示します。不安、落ち着きのなさ、集中困難、理解力の減退な

どの精神症状、あるいは強い不眠、頭痛、食欲減退、全身倦怠感などの多彩な身体症状が、長期間にわたって訴えられることがあります（**過覚醒、心身過敏性**）。

さらに、感情の麻痺、刺激に対する無感動、快感の乏しさ、あるいは解離症に類似する外傷的出来事の部分的記憶喪失などがみられることもあります。

２）病態と治療

PTSD が国際的に知られるようになったのは、ベトナム戦争帰還兵の後遺症の観察からです。日本では、1995年の阪神淡路大震災や同年の地下鉄サリン事件などの後遺症として一般にも知られるようになりました。ある出来事をストレスと感じるかどうかは個人にもよりますが、PTSD の場合は襲ってきた出来事が圧倒的で、個人の性格や体質・気質は適応反応症に比べて相対的に小さくなります。

強い精神的ショックが長期にわたって心身機能に影響を及ぼすことが推定されますが、病態の詳細はわかっていません。**選択的セロトニン再取り込み阻害薬**（Selective Serotonin Reuptake Inhibitor：ＳＳＲＩ）がある程度効果があることから類推すると、心理的レベルを超えて脳機能のレベルでも何らかの変化が生じている可能性があります。

治療はストレスの種類や症状の程度によって幅があります。一般の精神科外来で行っているのは、丁寧で支持的な面接とともに SSRI などの薬物を使用する治療です。また、精神科医や心理師による支援だけではなく、新たな生活再建のための社会的支援も欠かせません。このような治療と支援で立ち直ってゆけることは少なくありません。重症例や犯罪被害者などでは、**暴露療法**といって、トラウマ場面を回想したり、回避している場面に近づく練習をしたりする治療法が有効であることが知られています。これは専門的訓練を積んだ治療者が行う特殊な治療です。

コラム　**複雑性 PTSD**

　最近になって提唱された概念ですが、ICD-11に診断名として導入されて、注目されるようになりました。通常の PTSD におけるトラウマ体験が、戦闘従事などのある程度の期間持続するものを含むとはいえ、どちらかというと単発の破局的体験が想定されているのに対し、**複雑性 PTSD** では長期につづくトラウマ体験が想定されています。典型的には、幼少期の被虐待体験であり、長期間の家庭内暴力や幼児期の性的・身体的虐待に繰り返しさらされた場合などです。このような場合には、再体験、回避行動、心身過敏性などの PTSD に特徴的な症状に悩まされるだけではなく、感情制御ができず、無価値感や恥辱感にさいなまれて、親密な対人関係を保つことが難しくなります。

第**4**章

神経症もしくは不安と関連する病気

　うつ病や双極症では、気分の変化が最も特徴的な症状です。統合失調症で
は、幻覚と妄想が最も特徴的な症状です。それに対し、不安と関連する症状
（心配、恐れ、不安、確認、回避など）が最も特徴的な病気があります。そ
れらの症状が、どのような時と場所で、どのような表現型をとって現れるか
によって、**パニック症、広場恐怖、全般性不安症、社交不安症、心気症、
強迫症、解離（転換）症**などに分類されています（図 4 - 1）。

　これらの病気の発症には、うつ病、双極症、統合失調症などと比べると相
対的に心理・環境要因の関与が大きいと従来から考えられ、治療には精神療
法や社会療法が重視されてきました。しかし、最近の研究では脳機能変調の
関与も明らかにされ、薬物療法の有効性も実証されています。これらの病気
は伝統的に**神経症**と総称され、いくつかの共通点があります。

　（a）症状は、心配、恐れ、不安、確認、回避など、誰にでも生じる心理の

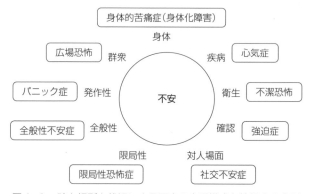

図 4 - 1　時と場所と状況による不安の出現様式と神経症の病型

延長線上にあります。

　(b) 症状の発生や持続には、生活上の出来事や困難が関連していることがよくあります。

　(c) 本人はかなりよく自分自身のことや周囲の現実をわかっていて、ふつう自分の病的な主観的体験と外界の現実を混同することはありません。

　(d) 行為にかなり問題があるときも、社会に受け入れられる範囲にとどまり、人柄が変わってしまうことはありません。社会の規範のなかで自ら苦しむというニュアンスをもっています。

　(e) 本人の苦悩は深いですが、通常は入院治療の必要はなく、外来治療で対応できます。

　以上のような特徴は、妄想・幻覚状態や躁状態や重症うつ病例ではしばしば失われる特徴です。

1．パニック症

　不安は生きてゆくうえで誰もが経験しますが、病気の場合はその程度が著しいだけではなく、正常心理とは少し異なった特徴を帯びています。パニック症では、発作性の不安、すなわち**パニック発作**が、特別の状況に限定せずに、繰り返し出現します。軽症例を含めると全人口の 1 ～ 3 ％にみられます。

1）パニック発作の症状

　動悸、息苦しさ、激しい不安（このまま死ぬような恐怖、気が狂うような恐怖）の 3 つが最もよくみられる特徴的な症状です。その他、吐き気、めまい感、手足のしびれ、冷汗などもみられます。

　パニック発作は非常に苦しく恐ろしいものですが、1 回の発作は、ふつう数分から30分、長くとも 1 時間以内に自然に消失します。この発作が何度も起こるのがパニック症です。息のつまる感じが強くてあえぎ呼吸をするときは、**過呼吸（過換気）症候群**とも呼ばれます。

　作家で医師でもある南木佳士さんが、ご自身のパニック症の体験を書いています。参考になるので紹介します（「よい医者」『冬の水練』所収）。

　　　初めてパニック発作を起こした日のことは鮮明に想起できる。
　　　平成二年九月二十七日、午前八時五十分。私はいつものように呼吸器科病棟の重症患者さんの病室を見まわってから外来に向かうべく廊下を歩いていた。ナースセンターの前まで来たとき、急にからだがふらつき、大きな地震かな、と思う間もなくたまらない不安感に襲われて激しい動悸を覚えた。
　　　すぐにレントゲン写真を読む読影室のドアを開け、ソファーに横になったのだが、手首の脈を触れてみると測定不能の速さになっていた。天井が揺れ、視野が暗くなる。
　　　なんだ、これは！
　　　そのときの私はおそらくムンクの「叫び」のような顔で、不条理な異界に墜ちたらしい体感を懸命に誰かに訴えていたのではないかと思う。

　このように医学の心得のある医師であっても、パニック発作は「不条理な異界に墜ちた」ような恐ろしい体験です。南木さんのように何の前触れもなく最初の発作が生じることもありますが、心配事を抱えているときや体調に不安を感じているときに生じることもよくあります。

２）パニック発作から予期不安と広場恐怖へ

　発作が生じると救急病院を受診したくなります。からだの病気の疑いがあれば、貧血、電解質、肝機能、腎機能、心電図、時には脳波や CT や MRI なども調べますが、パニック発作なら異常所見はありません。そのように説明を受けて、ひと安心します。でも、そのうちまたパニック発作に襲われると、やっぱりまた今にも死んでしまいそうな恐怖に駆られます。
　何度か発作が繰り返されると、**予期不安**といって、また発作に襲われるのではないかといつもおびえるようになります。すると一人で外出するのが怖

くなるし、発作が起きてもすぐには逃げ出せない場所や状況を避けるようになります。美容室に行ったり、電車に乗ったり、子どもの学校の会合に参加するのが難しくなります。これを**広場恐怖**といいます。広場とは、広い空間という意味ではなく、人の集まる場所のイメージです。

　パニック発作に加えて、予期不安と広場恐怖も重なると、登校、通勤、会合参加などが困難となりますし、ちょっとした外出もできるだけ避けるようになります。軽症なら何とか折り合いをつけて日常生活をつづけることができますが、重症だと次第にひきこもった生活になってしまいます。アルコールで不安をまぎらわそうとする人も出てきます。

3）原因と病態

　パニック発作は、安定した性格の人にも、心理的誘因なしに突然起こることがあります。また臨床実験によると、炭酸ガスの吸入、意図的な過呼吸、乳酸ナトリウムの注射などの身体的操作によって発作が誘発されます。このような所見からは、パニック発作は自律神経の一過性の機能異常ともいえます。その発作を繰り返すパニック症は、何らかの脳機能（自律神経機能）の変化が関連しています。また長期の経過中に、うつ病エピソードがパニック発作に先行、併存あるいは続発して出現することがあることから、その脳機能変化は、うつ病の脳機能変化と類似することが示唆されます。

　しかし、一方で、過労や心労などのストレスは自律神経に影響を与えます。そのため、過労や心労が最初の発作の誘因となることがあり、その後の発作も、以前に発作の起きた場所や生活状況、あるいは新たな心配事によって誘発されることもあります。また、パニック発作の反復が、発作の再発現におびえる予期不安を生み、発作が起きても逃げ出せないような場所を避ける広場恐怖に発展して、パニック発作と持続的不安が併存する状態となります。すなわち、パニック発作自体は自律神経機能の変化からはじまることがあっても、心理的要因がそれを誘発しやすく、またそれ自体が深刻な不安を二次的に引き起こします（図4-2）。

　このように脳機能変化と心理的要因が悪循環して病態が形成されます。

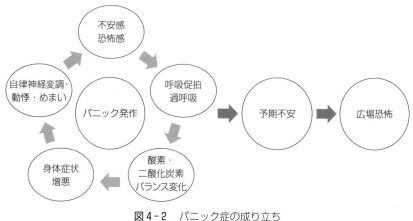

図4-2　パニック症の成り立ち

4）治療

心理的要因と脳機能の変化との両方への治療が有効です。

①　こころへのアプローチ（精神療法）と生活へのアプローチ

パニック症について、医師（医療者）からよく説明してもらいましょう。病気の性質と回復の見通しを知れば、だいぶ安心して病気と向き合えます。軽症なら、それだけでも回復に向かう人もいます。

予期不安や広場恐怖も重なっているときは、医師（担当者）の助言を受けながら、縮小していた行動範囲を少しずつもとに戻してゆきます。たとえば電車に乗るのが怖くなった場合は、駅まで行く、一区間乗る、二区間乗る、というように段階的に練習します。パニック発作の出現が薬物療法で軽減してからはじめるほうがうまくゆくことが多いです。

②　脳機能へのアプローチ（薬物療法）

パニック発作を起こしにくくするためにはセロトニンに作用する薬（SSRIなど）が役立ちます。飲みはじめに出やすい副作用を回避するために少量から開始し、段階的に増量するのがふつうです。即効性ではないので、効果発現まで2～3週間は待ちます。パニック症の基盤には自律神経の不安定さをもたらす脳機能変化があるので、それを安定させる作用のある薬を使うのは理にかなった治療法です。飲んだり飲まなかったりすると安定した効果が出

ないので、規則的な服薬を心掛けましょう。服薬は長期間にわたることがありますが、薬に依存的になったり、脳に悪い影響が生じたりすることはありません。

　発作が起こりそうなときや、起こってしまったときには、抗不安薬の頓服がある程度役立ちます。

5）療養の心構え

①　検査は一度で大丈夫

　血液検査や心電図などに異常所見はないのがパニック症とはいえ、救急病院、かかりつけ医、あるいは精神科クリニックで一度は検査を受けておきましょう。異常がないことを確認しておくのは大切なことです。発作が再発すると、また検査をしてもらいたくなりますが、ふつうは一度で十分です。

②　パニック発作に慌てない

　心臓の病気ではないので、決して心臓が止まることはありません。自律神経機能は乱れても脳機能全体に波及することはないので、決して「気が狂う」こともありません。突発的な自律神経の乱れは、気のもちようだけではすぐには鎮まりませんが、自然に治まる性質ももっています。慌てると自律神経の乱れがさらに増幅するので、前回も前々回も回復したことを思い出しましょう。横になって休めば、数分で一番苦しい状態は抜け出します。息を吸おうと努力すると（過呼吸になると）、かえって息が吸えなくなります。ゆっくり（5秒くらいかけて）息を吐くようにします。

③　日常生活上の注意点

　過労、夜更かし、睡眠不足、深酒、カフェイン過剰摂取などは発作を起こしやすくするので、できるだけ避けます。また、急な動作や不用意な運動から動悸がはじまることがあるので、調子の悪い間は注意しましょう。

　かといって、特に禁止事項はありません。むしろできるだけ日常生活は維持してゆくのがよいです。予期不安や広場恐怖があっても、家族同伴なら不安が軽減するなら、外出もよいことです。

④　生活の拡大

発作が減ってきたら、縮小してしまった生活を少しずつもとに戻してゆきます。回避していた行動を、段階を踏んで少しずつもとに戻します。最初の発作が特定の場所や状況で起こると、その場所や状況がしばらくは苦手になることがよくあります。お守り代わりに頓服をポケットに入れておくと安心です。

6）家族と周りの人にできること

パニック発作は、本人には恐るべき体験です。医師から死ぬことはないと説明を受けても、再発するとまた死にそうに苦しくなります。2度目、3度目になると、家族はまたかと軽く見がちですが、気のもちようではどうしようもない、嵐のような自律神経機能の乱れです。過呼吸になるとますます苦しくなるので、ゆっくり息を吐くように促して、そばについていてあげてください。数分から10分くらいすると、少しずつ落ち着いてくるのがふつうです。頓服があれば早めに服用します。

予期不安が生じると、いつも不安感につきまとわれます。気丈だった人が弱気になりますが、病気のなせるわざです。一人では外出できなくなったときは、同伴してあげてください。回復までしばしのお付き合いです。

2．全般性不安症

長くつづく心配と不安が主症状です。国内ではしっかりした調査がありませんが、国外での調査では人口の2〜3％にみられ、女性にやや多い傾向があります。

1）症状

生活してゆくうえで、心配や不安はつきものですが、この病気の人はそれが極端になり、ふつうなら心配しないことまで心配します。たとえば、救急車のサイレンを聞けば家族が交通事故にあったのではないか、遠方の地震のニュースを聞くと自宅を明日にも補強しなければならないのではないか、旅

行に出る計画を立てると旅先で病気になるのではないか、久しぶりに運転しようとすると事故を起こすのではないかなど、心配しなくてもよいことまで心配します。自分でも取り越し苦労とも思いながらも、心配せずにはいられません。何かをしようとすると悪い可能性ばかり浮かぶので、何につけ消極的になってしまいます。

　現実に困ったことがあるとひどく心配になり、すると不安が強まり、いったん不安になると、おろおろして仕事が手につかず、最悪のシナリオが今すぐ起こるように思えて、じっとして居られなくなります。イライラしやすい、怒りっぽい、集中力がつづかないなどがともなうこともあります。ぐっすり眠れなくなることも多いです。また、たいてい、動悸、ふるえ、ふらつき、吐き気、発汗、口渇などの身体症状が出没します。

　思い返すと幼少期から心配性だったという人もいますが、ある時期から心配ばかりするようになったという人もいます。いずれにしても症状は長くつづきますが、何年もつづくと本人も周囲も心配性という性格の問題とか、悲観的な人生観の問題ととらえていて、病気とは思っていないことがよくあります。そのためか、この症状だけで受診する人はあまり多くありません。うつ病やパニック症に併存することや、続発することもあります。

2）誰もが経験する不安との違い

　不安や心配は、誰にでも生じるもので、本来は問題解決に向かう努力に役立つ心理反応という面があります。仕事の手順に不安があれば事前に資料を調べ、体調に心配が生じれば食事や運動に気を配り、場合によっては病院を受診します。発表や面接の前には緊張しますが、これも注意力や集中力を高めるという意味では有用な面もあります。ところが、全般性不安症の人は、自分でも取り越し苦労と思うくらい何もかもを心配するので、それが問題の解決にはつながらず、それどころか心配や不安自体が日常生活や社会生活の妨げになってしまいます。不安、心配、緊張の程度も強いため、自分でコントロールすることができません。

3）病態と治療

　他の不安症でも同じですが、何か単一の原因があるわけではなく、心理性格要因と脳機能要因が複雑に関与しています。性格と結びついているようにみえますが、性格そのものの問題でもありません。うつ病やパニック症と併存したり続発したりすることからみて、それらと共通する脳機能の変調とも関連があると考えられます。また、不安が不安を呼ぶような心理、悪い可能性ばかり思い浮かんでしまう考えかたの習慣なども症状の形成に関与しています。

　治療は、支持的精神療法による面接をつづけながら、薬物としては選択的セロトニン再取り込み阻害薬（SSRI）を基本とし、症状に応じて抗不安薬および睡眠薬を使用するのがふつうです。また、医師（心理師）との面接を通して、リラックスする方法を学んだり、不安や心配が生じたときの対処方法を学んだり、悪いほうばかりに向かう考えの習慣を修正したりします。

4）療養の心構え

　全般性不安症の症状は、同じ不安症でもパニック症と比べるとわかりにくい症状です。長くつづくと、性格の問題、考えかたの問題のように、自分自身にも思えてきます。受診しても、漠然とした不安や悪いことが起こりそうな不安は、上手に医師（医療者）に訴えるのが難しい症状です。日常のなかの具体的な例を伝えるのがよいでしょう。また、動悸、ふるえ、ふらつき、吐き気、発汗などの自律神経症状をともなえば、まずはそれから伝えるとよいです。

　治療の目標は、全般性不安症のために制限されている日常生活や社会生活を取り戻すことです。不安や心配が残存しているときは、その対処のしかたを医師（医療者）とよく相談するのが大事です。

5）家族と周りの人にできること

　こころの病気は、家族や周りの人には、その人固有の性格の問題、気持ちの問題、考えかたの問題に見えることがしばしばあります。全般性不安症も

そのひとつで、病気というよりは、細心で心配性の人、あるいは取り越し苦労ばかりしている人に見えるかもしれません。実際に区別が難しいこともありますが、もともとはそうではなかった人がいつの間にかそうなっているとしたら、病気の可能性が高くなります。うつ病やパニック症と同時に、あるいは前後して現れることもあります。

　うつ病の抑うつ気分や悲観的思考がそうであるように、全般性不安症の心配は、合理的な説明、理詰めの説得、熱心な激励では解消しません。周りには明らかに過剰と思える心配でも、本人には切実なことを認めてあげましょう。家族や周りの人に理解されていると感じることは、それだけで大きな安心になります。

　全般性不安症はしばしば年単位で症状が続きますが、その症状のために社会生活が縮小してしまうと回復の契機を失うことになりかねません。受診をきっかけに長年の症状が改善に向かい、生活の質もずっと向上することが期待できます。

3．社交不安症

　社交不安症では不安が対人場面に限局して出現します。この点で、不安がさまざまな状況で出現する全般性不安症や、発作性に出現するパニック症とは異なります。以前は**対人恐怖**と呼ばれていました。

1）症状

　人前で何かするとき、ひどく緊張します。症状のはじまりは学生時代のことが多く、授業中にみなの前で発表するのが苦痛です。緊張がひどくて、言葉がつまり、手がふるえ、顔が赤くなります。そういう自分の様子がみなに見られていると思うと、ますます緊張し、自分のみっともない言動が人に軽蔑され、馬鹿にされるのではないかと恐れます。成人してからも、みなの前でスピーチしたり、人に見られながら仕事をしたりすることなどが苦手です。公共の場で食事をするとか、ちょっとした会合や結婚式に参加するのも

苦痛になります。自分では、恥ずかしがらなくてよいと思い、緊張しすぎだと考えても、恐怖が先立って外出や社交を避けるようになってしまいます。

2）誰もが感じる対人不安との違い

　人前で重要な発表するときや、大事な面接を受けるときに緊張するのは、多くの人が体験することです。シャイで内気な人ではなおのことです。しかし、その場合は、不安となる場面はある程度限られていますし、発表や面接が終われば、とりあえず不安や緊張は解消します。ところが、社交不安症では、不安がさまざまな対人場面に広がり、その程度も強く、日常生活や社会生活が妨げられます。人前での自分の醜態が、みなに嫌な思いをさせたのではないか、そのため軽蔑されるのではないかなどと考えてしまいます。

3）醜形恐怖症と自己臭症について

　日本で対人恐怖症といわれていた人の一部は、現在の国際分類では**醜形恐怖症**や**自己臭症**に該当します。醜形恐怖症では、周囲の人が自分に視線を向けるのは、自分が何か相手を不愉快にさせ、嫌悪感を引き起こすような身体的欠陥・表情・態度・雰囲気をもっているからだと思い込んでいます。自己臭症では、口臭・汗・わきが・おなら・尿・精液などの臭いが人を不快にさせているから、みなが自分を特別視するのだと思い込んでいます。その思い込みは、自分の考えすぎかもしれないという判断が残存している場合と、思い込みが訂正できない場合があります。いずれの場合でも、同じ症状が統合失調症の初期にもみられるので、経過に注意しなければなりません。

4）病態と治療

　他の不安症と同じく、心理・環境要因と脳機能要因が複雑に関与して病気を形成しています。

　誰でも人前で立派にふるまいたい、相手を楽しませ、仲間として受け入れられたい、と願っています。それにふさわしい言動・態度をとらなければならないという過度な緊張感や、自分がその資質に欠けるため周囲から嫌悪・

忌避されるという恐れが、人とのまじわりに不安と困難を生じさせていると心理的には解釈されます。

　また、対人恐怖の特に重症例は、主に日本や韓国で古くから報告されてきたことから、社会文化的背景の影響が推定されていました。米国のように、明確な自己主張、理由の説明、能力による序列などが重視される社会と、自己主張とともに適度の遠慮、理由の説明とともに相手の感情への心づかい、能力とともに集団内の不文律の序列などが重んじられる社会では、自分に対する相手の感情や思惑への敏感さが異なってきます。この対人関係における過敏性が、対人恐怖重症例の背景の一部を成すと推定されます。

　他方で、最近の国内外の研究では不安誘発時の特有の脳機能変化が報告され、セロトニンに作用する薬物の有効性も勘案すると、何らかの脳機能変化が病態の基盤に存在すると推定されます。

　治療は、社交場面での不安への心理的援助とともに不安出現の基盤にある脳機能変化に対する薬物治療が有効です。日常生活が狭まっていれば、少しずつ取り戻すようにしてゆきます。

5）療養の心構え

①　病気であることを理解する

　社交不安症の人は、自分の症状を自分の性格的欠陥によるもので、自分の努力や工夫で克服するしかないと思い込んでいます。しかし、誰にも理解してもらえない自分だけの悩みや苦しみと考えているのは、実は社交不安症という病気をもつ人みなに共通する悩みであり苦しみです。病気であることを理解すると、治療によって改善を図るという道が見えてきます。医師（医療者）は、自分自身では同じ病気を経験していなくても、同じ病気に悩む人をたくさん診療していますので、よい相談相手になるはずです。

②　性格を変える必要はない

　治療は症状を緩和しますが、性格を変えるわけではありませんし、そもそも性格そのものを変える必要などありません。症状によって妨げられている社会生活を改善できればよいのです。症状の完全消失には月日を要するの

で、当面の目標は、恐怖感を完全に消失させることではなく、それが多少は生じても慌てずに対処できることとするのが賢策です。

③　薬を役立てる

苦手な場面や状況が限局していれば、即効性のある抗不安薬の頓服が役立ちます。苦手な状況が広がっているときや不安の程度が強いときは、SSRIの継続使用が向いています。いずれにしても、緊張を和らげるために役立つ薬物を必要に応じて上手に使用しながら、少しずつ苦手な場面に慣れるトレーニングをしてゆきます。

6）家族と周りの人にできること

社交不安症は対人場面で症状が出現しますが、通常、家族の前では症状は生じません。家庭は緊張をともなうような対人場面ではないからです。本人から打ち明けられても、家庭ではふつうだし、対人緊張は軽度ならば誰でもあることだけに、なかなか病気という理解はしにくいものです。しかし、本人が一人で解決すべき性格の問題ではなく、治療が必要な病気という観点を家族も理解するのは大切です。

学校や職場の関係者は、まず本人の苦痛を思いやることが肝心です。気のもちようではどうにもならず、場数を踏めば克服できるわけでもありません。叱責は論外ですし、威勢のよい激励も本人を追い詰めてしまいます。

4．身体的苦痛症、心気症

以前は体調を気に病む状態全体を心気症と呼んでいましたが、このごろは**身体的苦痛症（身体表現性障害）**と狭義の**心気症**とに区別するようになっています。さまざまな症状を過剰に気に病むのが身体的苦痛症、重大な病気になってしまったという考えにとりつかれるのが心気症です。

1）症状
①　**身体的苦痛症（身体表現性障害、身体化障害、病気不安症）**

　以前は心気症に含まれ、少し前までは身体表現性障害といわれ、さらに病気不安症という言いかたもあってまぎらわしくなっています。高齢期に多く、女性に多い傾向があります。

　症状は、からだのあちこちのさまざまな具合の悪さです。めまい、ふらつき、頭痛、首筋の痛み、口内の痛み、腰痛、胸やけ、胃のもやもや、お腹のちくちく、手先のしびれ、皮膚のぴくぴく・ちりちりなど、さまざまな症状が出現し、その症状にとらわれてしまいます。短期間では消失せず、何ヵ月も何年もつづくことが多く、通常複数の症状が生じ、それが次第に移り変わります。実際の症状そのものよりも、それにともなう不安が強くなっています。医学的には、特定の病気の症状としては説明がつきません。高齢者では実際に高血圧や糖尿病や心臓疾患などに罹患している場合も少なくありませんが、それらの症状としては説明のつかない症状です。

　狭義の心気症と違って、特定の重病に罹患したと信じ込んでいるわけではありませんが、症状はつづきますから、複数の病院を受診し、さまざまな検査を受けます。しかし、検査では異常が発見されません。それでも執拗に症状を訴える結果、内科疾患の疑いのもとに治療を受けたり、時には手術を受けたりする人もいます。本人としては、からだの病気という思いが強いので、精神科の受診は嫌うことが多いようです。

　痛みが主症状となる場合がよくあり、そのさいは**慢性疼痛**とか**疼痛症**ともいわれます。

②　心気症

　特定の重篤な病気にかかっていると思い込み、その考えにとらわれてしまいます。病気としては、がん、エイズ、認知症などが多くなっています。自覚症状は強いことも弱いこともありますが、症状の程度や性質と思い込みの強さはあまり関係がありません。身体的苦痛症と比べて若い成人（20～40代）に多く、男女差はありません。

　患者は医学的な精密検査を求めて受診しますが、存在しない病気は発見されようもありません。しかし、異常はないと説明を受けても、本人はなかなか納得することができず、また別の病院を受診します。どの病院でも病気が

理解されず、それを見つけてもらえないことを残念に思います。精神科受診を勧められても、なかなか応じることができません。時には、逆に、異常が検出されるのを恐れて、検診などを避ける人もいます。

　自分の思い込みとこだわりに関し、もしかしたら理不尽なものかもしれないという気持ちが残っている場合から、まったく訂正のきかない妄想となっている場合まで、さまざまな場合があります。

2）病態と治療

　病気や死の不安は誰にでもあり、自分自身の病気罹患や身近な人の死をきっかけに、その不安が浮かびあがります。身体的苦痛症や心気症の背景には、そのような不安が存在しています。それが過剰になってしまう背景には、性格要因や環境要因が関与する場合があります。一方で、特に身体的苦痛症のひとつである疼痛症や心気症では、特定の神経伝達物質に作用する薬物が有効であることから、脳機能の変化が関与する面もあります。

　治療は、まず重大な身体疾患ではないことを再確認します。さまざまな検査で異常が見つからないということは、少なくとも大きな病気ではありません。といっても、すぐに不安はなくならないので、医師（医療者）との面接をつづけて、日常生活を維持しながら、不安や心配が生じたときの対処方法を学んでゆきます。

　薬物療法も役立ちます。疼痛症ではセロトニンとノルアドレナリンが痛覚の発生に関与していて、その両方に作用するタイプの抗うつ薬が有効であることが知られています。心気症は、重篤な病気への罹患という思い込みととらわれが強迫症状や妄想症状に似ている面があり、それらに有効な SSRI や非定型抗精神病薬が役立つことがよくあります。

3）療養の心構え

① 精神科での治療について

　精神科の治療を勧められたといっても、それは症状が気のせいだと言っているわけではありません。あなたの自覚症状は確かに存在しています。しか

し、その症状は、心臓、肺、胃腸、骨、筋肉、血管などの異常のためではな
く、神経の過敏さが症状を作っています。その症状を治すのは、心臓、肺、
胃腸、骨、筋肉などの専門医ではなく、神経過敏や不安や緊張を守備範囲と
する精神科医が一番向いています。

　②　病院めぐりと検査はいったん棚上げ

　身体的苦痛症や心気症の診断は、症状の種類や分布、変動性や浮動性、関
連して生じている不安や抑うつなどに基づいています。いくつかの検査に異
常がないことは、重要な参考情報になりますが、何度も検査を繰り返す意味
はありません。いったんは棚上げして、精神科での治療に専念してみましょ
う。もちろん、実際に身体疾患にも罹患しているときには、それに対する内
科や外科の治療は並行して行われることになります。

　③　日常生活の維持とリハビリの心掛け

　症状は気にすればするほど気になるし、逆に気にしないようにしようと思
ってもかえって気になります。注意がそこに向いてしまうと気になってしま
うわけです。日常生活を制限して何もしない時間が長くなると、ついつい症
状に気が向いてしまうので、仕事、家事、趣味などの日常生活はできるだけ
つづけるのがよいです。もし日常生活が縮小してしまっているなら、少しず
つでも活動の幅をもとに戻してゆくようにします。散歩、軽い運動、買い
物、園芸など、何からはじめてもよいでしょう。症状が残っているうちから
生活機能の回復を図るリハビリの心掛けです。

　④　薬の効果

　精神科での治療自体に気乗りしないところに、向精神薬の使用を勧められ
ても抵抗感があるかもしれません。しかし、疼痛が主症状となる疼痛症や重
大な病気に罹患したという考えにとりつかれる心気症では薬物療法が有効で
すし、身体的苦痛症でも特に不安や抑うつ気分の程度が強い場合には効果が
期待できます。症状の背後にある神経過敏性を和らげるようなイメージで
す。効果はすぐではなく、ゆっくり出てきます。

4）家族と周りの人にできること

　本人は身体疾患と思っていくつもの病院を受診しますが、家族には精神的なものと早くから見えているかもしれません。むしろ、些細な症状を必要以上に気に病んでいるだけで、気のもちようや考えかた次第でどうにでもなるとお考えかもしれません。しかし、単なる気のもちようで生じているわけではなく、本人にとってはまぎれもなく存在するなかなか根強い症状であり、専門的な治療を要します。本人の気持ちが精神科治療に向いたときには、ぜひ暖かく受け入れてください。

5．強迫症

　大丈夫と思っても万に一つの危険を恐れる気持ち（**強迫観念**）と、その危険を除き、不安を打ち消すための動作や行動（**強迫行為**）を主症状とする病気です。発症は10～20代が多く、全人口の2％前後にみられるよくある病気のひとつです。

1）症状

　よくみられる強迫観念に不潔や汚れが気になるという**不潔恐怖**があります。気になるのは汚れ、ほこり、細菌、尿便などさまざまであり、範囲も手から全身、食器や炊事道具などさまざまです。これを打ち消すために、何度も何度も手を洗ったり、時間をかけてシャワーを浴びたりする強迫行為を繰り返します。食器を熱湯消毒して夜中まで拭いたり、用便のたびにトイレットペーパーを1巻使い、1時間もトイレから出られなくなったりすることもあります。

　確認もよくある強迫行為です。自分の不注意で事件や事故が起きないか気になりガスの元栓や鍵の確認を何回も行ったり、交通事故を起こしたのではないかと不安になって運転した場所に戻って確認したりします。書類や計算の間違いが気になり何度も調べつづけることもあります。このため、何事にも時間がかかり、本人も疲れ、学校や職場にも毎日遅刻してしまいます。

　この強迫観念や行為に対して、それが本当は無意味で不合理なものと思っていることが多いのですが、不合理であるという自覚が失われてしまうこともあります。するとますます必死に、危険がないことを繰り返し他人に確かめ、心配のいらない理由をいくども自分に言い聞かせなければならなくなります。この強迫観念の内容が妄想めいたものに発展し、打ち消し行為がまじない的な色彩をおびると、周囲からは理解しにくいものになってゆきます。

　強迫観念や行為には独特のこだわりがあり、不潔恐怖の人が身のまわりのすべてを清潔にするかというとそうではなく、何度も手を洗っても身辺の整容にはまったく無頓着だったり、食器洗いには熱中しても室内は汚れ放題だったりすることがよくあります。

　症状が重いと、強迫との戦いに疲れはて、自己嫌悪を感じ、抑うつ状態に陥って、ひきこもりの生活を送ることになってしまいます。

2）誰もが経験する確認との違い

　誰でも、就寝前に戸締りをしたか、外出のときに鍵をかけたか、旅行のさいにバッグに詰め忘れたものはないかなど、不安になることはあります。間違いないと思いながらも念のために点検することもあります。時には、あとで再度不安になって、もう一度確認することもあるでしょう。このような不安と点検なら、うっかり忘れを防ぐためには有益な面もあります。

　強迫症はこのような不安感と確認が極端となったものともいえますが、もはや確認しても不安が解消しなくなります。そのため、不安の打ち消しや確認行為に費やす時間が毎日何時間にもなり、日常生活や社会生活に支障をきたします。次第に、強迫観念は奇妙で妄想的となり、強迫行為はまじない的で儀式的なものとなってきます。

　また、統合失調症、双極症、自閉スペクトラム症、**トゥレット症候群**などにも、強迫症状が併発することがあります。自閉スペクトラム症やトゥレット症候群と併発する場合には、強迫行為が自分でもほとんど理由のわからない習慣的な反復行為となっていることがあります。

3）原因と病態

　元来きれい好きで几帳面な人にも、まったくその傾向のない人にも発症します。青少年期に心理的に困難な生活状況におかれたときや、妊娠や育児で清潔に注意をするうちに発症したりしますが、明らかなきっかけなく発症することもあります。ひとたび強迫観念が生じると、気にすれば気にするほど気になるという悪循環に陥ります。強迫観念を打ち消すため強迫行為を行っても、すぐに強迫観念がいっそう強く生じてしまいます。

　ある時期までは、耐えがたい不安が置き換えられて強迫症状に転化するという心理的機制が重視されていましたが、最近ではさまざまな研究所見やSSRIの改善効果から、強迫症の背景には心理的機制だけではなく特有の脳機能変化も存在すると推定されています。

4）治療

　強迫行為は行えば行うほど悪循環に陥るので、それをできるだけ行わない方向が治療になります。標準的な治療法は、SSRIを用いた薬物治療と、行動療法あるいは認知療法の考えかたを取り入れた精神療法の併用です。SSRIは即効性ではなく、強迫症ではうつ病以上に高用量で長期間の治療が必要です。行動療法でよく用いられるのは**暴露反応妨害法**（ばくろはんのうぼうがいほう）といって、たとえば事あるごとに手を洗う人に対し、何かに触れたあとに（暴露のあとに）手を洗わない練習（反応妨害）を簡単な場面からはじめて、次第に難しい場面へと進めてゆくものです。認知療法は、万に一つの危険をあまりに過大に評価して、それを恐れる気持ち（強迫観念）に走ってしまうという考えかたを修正してゆきます。

5）療養の心構え

①　病気であることを理解する

　考えたくもないことが思い浮かび、やりたくもないことをやらずにいられない自分自身を不甲斐（ふがい）なく思ってしまいますが、意思や性格が弱いわけではありません。強迫症という病気であることをまず理解することが治療のはじ

まりです。自分の考えや行為を本当は不合理であると感じなくなっていると、病気という自覚が難しくなりますが、医師（医療者）とともに、自分自身の強迫観念と強迫行為を数えあげて整理し、そのために一日のうちどれほど無駄な時間を費やしているか、社会生活がどれだけ妨げられているかを、よく把握しましょう。これまでの自分自身の工夫や対処法では解決がつかなかったことも再認識しておきましょう。

②　強迫行為をしないことが治療

確認しても不安が解消されず、それどころかもっと不安が強くなり、また確認したくなります。ひとつ確認すると、また別のことを確認したくなります。歯磨き、手洗い、入浴などに長い時間をかけると安心するかというと、まだ不安はつづいて、もっとつづけることになります。こうして悪循環に陥るのが強迫症です。したがって、この悪循環から抜け出すには、確認の回数や頻度を減らし、強迫行為の時間を短縮する方向に進まなければなりません。医師（医療者）と相談しながら、練習してゆきます。

③　日常生活をつづける

時間に余裕があると、強迫観念が浮かびやすいですし、強迫行為をつい繰り返してしまいます。すると、ますます悪循環に陥ります。日常生活と社会生活はできるだけ維持するよう心掛けます。登校や勤務はつづけ、休日も散歩や買い物などで気分転換を図りましょう。自宅にひきこもるのは一時的には楽でも、強迫観念と強迫行為にますます没頭することになりかねず、実は一番まずい過ごしかたです。

逆にいうと、当面の治療の目標は症状をすっかり消失させることではなく、日常生活や社会生活と折り合いのつく程度にまで抑えることです。

④　薬を役立てる

SSRIはもともとは抗うつ薬でしたが、病的不安や病的衝動を和らげる働きがあります。この作用を通して、強迫観念のもとにある不安と強迫行為の背後にある病的衝動を改善することができます。即効性はないので、すぐには効果が感じられなくても、あきらめずにしっかり使うようにしましょう。もし最初に試した薬に効果がなくても、あるいは副作用で飲みにくくても、

有効な薬はいくつもあるので、医師と相談して合う薬を探してゆきましょう。

⑤　入院治療について

治療は原則として外来通院ですが、食事やトイレなど生活の基本が破綻したときや、自傷行為や衝動行為が激しいとき、強迫症状に巻き込まれた家族が疲弊しきったときなど、入院が望ましいことがあります。入院すると、たとえ個室でも、病棟のルールや他の患者や医療者の存在のために、それまでのように強迫行為に没頭することができなくなります。それは治療的にもなりますが、はじめは非常に苦しいことにもなるので、事前に医師（医療者）と相談し、入院生活のルールを取り決めておくとよいです。

6）家族や周りの人にできること

① 病気であることを理解する

つまらない観念にとらわれ、馬鹿げた行為をつづけているように家族や周りの人には見えてしまいます。しかし、叱責、激励、注意、説得では改善しません。本人自身、さまざまな工夫をしてきています。家族も、まずは病気であることを理解するのが大事です。医師（医療者）の説明を本人ともども時々は聞きましょう。強迫行為の最中にそれを邪魔されると爆発的な衝動行為に走ることがありますが、それも病気のなせるわざです。

② 強迫行為の代行はしない

家族の誰かに確認行為を代わりに行ってもらうことや、一緒に確認行為をしてくれるようせがむことや、大丈夫だという保証を求めることがあります。このような強迫行為の代行や保証は原則として行わないことにします。行うとしても１回に限りましょう。というのは、代行や保証は結局のところ、強迫行為の拡大になるからです。はじめは一度で済んだ代行行為は、次第に回数を増し、行為の内容は儀式的なものに変わってゆき、家族がうまくできないとやり直しを要求し、それでもできないと激昂するようになります。強迫行為に巻き込まれると、いずれ家族も疲弊して共倒れになります。すでに巻き込まれているときは、医師（医療者）と相談しながら、代行や保

証に回数制限をかけるなど、工夫してゆきます。

6．解離症

　精神科では解離という言葉をこころの一部が分離されるという意味で使っています。解離によって生じる症状はさまざまであり、もうろう状態になったり、ある期間の記憶を失ったりなど、心理面に症状が現れることもありますし、立てなくなったり、声が出なくなったりなど、身体面に症状が現れることもあります。一見、演技しているように見えることがありますが、本人自身の意志は関与していません。身体面に出現するときは、こころの問題がからだに転化されるという意味で**転換症**ともいわれます。生活上の困難や苦悩が発症の引き金になります。

1）症状
①　解離症
　あまりにも苦しい事態に直面したとき、自分自身の記憶を失うことがあります。この記憶喪失は、短期間の狭い範囲であること（**解離性健忘**）も、全生涯に及ぶこと（**全生活史健忘**）もあります。全生涯に及ぶと、「私は誰？」という状態となり、親や友人のこともわからなくなりますが、認知症とは違って、会話、書字、計算、パソコン操作、運転など、日常生活はきちんとできます。記憶を失った状態で遠くまで放浪すること（**解離性遁走**）があり、その間、外見的にはほぼ通常の生活行動をとっています。

　行動が変化することもあります。呼びかけても揺すっても反応がなくなったり（**解離性昏迷**）、うろうろしたり、ぼんやりしたりします（**解離性もうろう状態**）。一見、意識障害（→183頁コラム参照）のように見えますが、呼吸は保たれ、脳波も正常です。昏迷やもうろう状態の間の記憶は不鮮明になります。

　解離症のバリエーションとして、2つ以上の独立した人格が、別々の記憶、感情、行動様式をもって、一人の人間に交代して出現することがありま

す（**解離性同一性症**）。別名、**多重人格**とも呼ばれる状態です。

　離人感・現実感喪失症も解離症のバリエーションです。自分が考え、感じ、行動しているという実感をなくし、周囲の現実感がなくなったように感じます。美しい景色を見ても美しく感じず、悲しむべき出来事にも悲しい感情がわきません。しばしば身体感覚も失われ、空腹感や尿意や便意も薄れます。うつ病や統合失調症にも類似の症状がみられることがある点は注意しなければなりません。

　また催眠術にかかった状態や、霊や動物に乗り移られた状態（**憑依状態**）も、必ずしも病気とは言えませんが、解離症の一種です。

　②　**転換症**または**解離性神経症状症**

　苦しい事態に直面したとき、自分の意志とは無関係に、運動や感覚・知覚が麻痺することがあります。転換症状と呼ばれてきましたが、最近では**解離性神経症状症**ともいわれます。

　実際に最もよくみられるのは、手足の麻痺や脱力です。両足に及ぶと起立や歩行ができなくなります（**失立・失歩**）。声がまったく出なくなったり、ささやき声のようにか細くなったりすることもあります（**失声**）。脱力とは反対に、腕や全身を不規則に激しくふるわせ、時にはてんかん発作との区別が難しいこともあります（**解離性けいれん**）。

　感覚や知覚の変化が生じることもあります。手足の触覚や痛覚が鈍くなったり、反対に痛みや冷感が出現したりします。目が見えにくくなることや耳が聞こえにくくなることもあります（**解離性知覚麻痺**）。

　2）病態と治療

　幼少期に身体的虐待や性的虐待を受けていると解離症状が生じやすくなります。繰り返し恐怖にさらされると、それをこころのなかで他人事のように分離して、避けがたい恐怖から逃げようとします。そういう幼少期の習慣があると、青年期や成人期にストレスにさらされたときに、その程度がさほどではなくとも、さまざまな解離症状が出現しやすいのです。子どもっぽさが残っている人やパーソナリティに偏りがある人にも解離症状が起こりやすい

傾向があります。

　しかし、ストレスの程度が強いと、幼少期の経験などは無関係に、どんなにしっかりした性格の人でも解離症状は生じます。逆境にもめげず精一杯頑張っていたところにさらに過酷な出来事が重なると、記憶が途切れたり（解離性健忘）、声が出なくなったり（失声）します。

　また、からだの病気の闘病生活に苦しんでいるときや、抑うつ状態で気持ちのエネルギーが低下しているときに、思わぬ出来事が重なって解離症状が生じることがあります。

　治療において考えなければならないのは、解離症状の出現には苦境やストレスへの直面からの回避という面があることです。したがって、治療は症状を取り除くことを目指すのではなく、背景にある苦境やストレスの解決や緩和、あるいはストレス対処能力の醸成が大切となります。

　過度の逆境や苦境が主要因であるときは、そこから離れて休養をとり、その状況の解決を図ってゆくことで比較的速やかに症状が改善してゆきます。闘病生活や抑うつ状態などが背景にあるときは、その改善が解離症状の消失につながります。しかし、幼少期の虐待やパーソナリティの偏りがあるときは、症状が長期化したり再発したりしやすくなります。医療者と面接をつづけ、その時々のストレス要因を最小化しながら、長期的にはストレス対処能力や生活技能の向上を図り、日常生活や社会生活を充実させるようにしてゆきます。

3）療養の心構え

　解離症の症状は日常生活や社会生活の妨げになります。でも、症状には苦境や苦悩からの回避という意味もあるので、症状が出現して、むしろ楽になった部分もあるかもしれません。

　しかし、症状は放置してよいわけではありません。解離性もうろう状態のときに、思わぬ事故を起こしてしまったり、事件に巻き込まれたりすることもありますし、知らず知らずに自傷行為を繰り返してしまうこともあります。転換症では、たとえば失立・失歩が長引くと極端な運動不足のための全

身機能低下（廃用症候群）も起こりえます。

　治療は、医療者とともに背景にある苦境や苦悩を考えることからはじまります。症状が急性に出現したときは、ストレス要因の特定が容易であり、十分休養をとりながら、その解決や対処を具体的に図ることによって、比較的短期間で症状が軽減します。症状が長く持続したり、繰り返し生じたりしているときは、解決には時間を要することがあります。医療者との面接をつづけながら、日常生活や社会生活のリハビリテーションを心掛けましょう。

4）家族と周りの人にできること

　解離症の症状は、一見演技でもしているかのように見えることがあります。また、症状が重大なわりには、本人はあまり悲観的にもならず、心配もしていないことがよくあります。家族や周りの人は対応に戸惑ってしまうかもしれません。

　しかし、本人は、にっちもさっちもゆかない状況のなかで、自分ではわけもわからない症状の出現に翻弄されています。

　このにっちもさっちもゆかない状況には、家庭や学校や職場などの身近な問題が関与している可能性があります。しかし、身近な人にはむしろ言いにくいこともあるし、本人自身でも明確には認識していないことも多いです。問い詰めるのは賢策ではありません。相談は当面は医療者に任せ、本来の本人に戻るのを待ちましょう。

［参考ウェブサイト］
・日本精神神経学会　こころの病気について　https://www.jspn.or.jp/modules/forpublic/index.php?content_id=32

第**5**章

うつ病

　気分の変化を主症状とする病気にうつ病と双極症があり、両者を合わせて**気分症（気分障害）**と総称されます。うつ病は抑うつエピソードだけが出現するもので、抑うつエピソードは一度だけのこともあれば、反復することもあります。双極症は抑うつエピソードと躁エピソードの両方が出現します。うつ病と双極症は共通する部分もありますが、病気の見通しや治療に役立つ薬が違うので、両者の区別はとても大事です。

　うつ病と双極症はいくつかのタイプに分かれます。それぞれのおおまかな経過図を示しておきます（図5-1）。

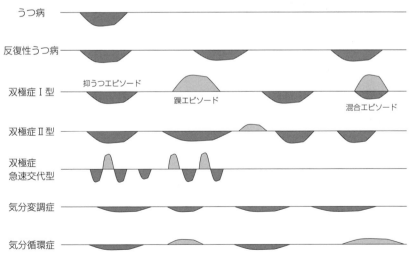

図5-1　気分症の経過と病型
（山下格著、大森哲郎補訂『精神医学ハンドブック［第8版］』より引用）

1. うつ病は「よくある病気」

うつ病はこころの病気のなかでも最も多い病気のひとつです。全人口の7〜10％の人が一生のどこかで罹患するといわれていて、この頻度は糖尿病と同じくらいです。頻度が高くて誰もがかかる病気のことを「よくある病気（英語では common disease）」といいますが、うつ病はまさにそのひとつです。

発症する年齢はさまざまで、子ども、青年、成人、中高年、お年寄りまで、年代で言えば10代から90代まで、どの年齢でもかかります。女性が男性と比べて、約2倍リスクが高いことが知られていて、特に産褥期や更年期などはリスクが高くなります。うつ病は患者数が増加の一途をたどっていて、その意味では時代の病でもありますが、実は2000年前のヒポクラテスの時代からメランコリーという名前でその存在が知られていた、時代を超えた病でもあります。

2. 誰もが経験する憂うつや落胆との違い

誰でも憂うつな気分になったり、落ち込んだりすることはあります。そういうときは、それなりの事情があり、その事情から離れれば、ある程度気晴らしができ、身体的不調をともなうことは少なく、通常は食欲不振や不眠の程度も軽度です。何週間もつづくことはまれですし、現実を見失うことはありません。事情を知る人が当人の身になれば、感情移入して理解することができます。

ところが、病気のうつ病では、あまり事情が明確ではないことがよくありますし、仕事を離れても気晴らしができず、楽しいことがなくなってしまいます。さまざまな身体的不調が出現し、体重減少をきたすほどの食欲低下や、何日もつづく不眠（特に中途覚醒）に悩まされます。しかも長くつづきます。現実を見失ったり、妄想をいだいてしまったりすることがあります。

表5-1　誰にでも生じる抑うつ状態と病的抑うつ状態の区別のポイント

誰にでも生じる抑うつ状態	病的抑うつ状態
きっかけがある	きっかけが（あるようで）ない
長くつづかない	長くつづく
気晴らしができる	気晴らしができない
自責感は弱い	自責感が強い
自殺まで考えることは少ない	しばしば自殺を思い浮かべる
症状の変動は不定	症状に日内変動がある
食・性・眠の障害軽度	食・性・眠の障害重度
身体症状・自律神経症状少ない	身体症状・自律神経症状多い
薬は効かない	薬が効く
励ましは有用	励ましは苦しい
わかってもらえる	わかってもらえない

周りの人からみて、どうしてそこまで落ち込みがつづくのか、理解しにくくなります。

区別のポイントを表5-1に示しておきます。

3．症状

うつ病の症状は、精神面と身体面に現れます。

1）精神面の症状

よくみられる症状を説明します。実際には、これらの症状のすべてが出現するわけではなく、いくつかが出現します。

① 憂うつな気分（**抑うつ気分**）

憂うつで、涙もろく、物悲しい気分がつづくことが多いですが、感情がわかないとか、喜怒哀楽がなくなったように感じる人もいます。イライラした気分が主体となることもあります。

② 関心・興味の減退（**楽しさ喪失**）

物事への関心・興味がなくなってしまうのも特徴です。新聞やスマホを開

いて野球やサッカーの勝敗をチェックする気にもならず、休日にショッピングに出かける気にもなりません。美しい光景にもこころが動かず、素敵な異性にも興味をひかれません。

③　意欲と活動性の減退

何をするのも面倒でおっくうになります。寝床から起き出すのがおっくうで、やっと起きても、洗面も化粧も服を選ぶのも、ひどく面倒になります。メールやLINEの返信も面倒になり、ついついあとまわしにするので、用事がたまってしまいます。

④　集中力・判断力の減退

それまで苦もなくできたことが、なかなかできず、途方に暮れてしまいます。新聞を読んでも頭に入らず、仕事の書類をいくども読み返します。夕飯の献立が考えられず、スーパーに行っても何を買ってよいかわからなくなります。

⑤　緊張、心配、不安

緊張しやすさ、次々に浮かぶ心配、何につけ生じる不安は、さまざまなこころの病気でみられますが、うつ病のときにもよくみられます。もともと緊張しやすい人や心配性の人はその傾向が強まります。

⑥　罪責感・絶望感

家族や同僚に迷惑をかけていると思い込み、自責的になります。些細なミスをひどく気に病みます。自己評価が下がり、何事も悲観的に考え、将来には希望も見込みもないように思えます。重症になると、現実の認識ができなくなって、自分が病的状態にあることもわからなくなり、今の状態から治ることなど考えられなくなってしまいます。

⑦　自殺念慮と自殺企図

毎日が味気なく、生きていてもつまらない、死んだほうがましだ、死んだほうがよい、死にたい、と気持ちが進んでしまいます（**自殺念慮**）。一日中死ぬ方法ばかり考え、ついにそれを実行することがあります（**自殺企図**）。重症のときだけではなく、回復期にもそういう気持ちが生じます。

⑧　妄想

　重症のときには、自分が貧乏で、病院の支払いもできない（**貧困妄想**）、罪深い人間で、警察がつかまえにくる（**罪業妄想**）、不治の病で余命いくばくもない（**心気妄想**）などの妄想にとりつかれてしまうことがあります。

2）身体症状

　うつ病に身体症状をともなうことは案外知られていません。最初の自覚症状は、むしろ身体面の不調が多く、そのため、まず内科などを受診することがよくあります。

　①　睡眠の変化

　寝つきが悪く（入眠障害）、途中で目が覚め（中途覚醒）、眠りが浅く、時にはふだんより2～3時間も早く目が覚めます（早朝覚醒）。うつ病では特に中途覚醒が多いことが知られています。時々、睡眠時間が延びたり、日中も眠気がつづいたりと、不眠ではなく過眠となることがあります。

　②　食欲の変化

　食欲が低下して、何か食べたいという気持ちになりません。好物もおいしいと感じず、砂をかむような味気ない食事になります。そのため、しばしば体重がかなり減ります。まれにはかえって食欲が昂進して、特に甘いものを好むこともあります。

　③　からだのだるさ・易疲労感

　何となく全身が重苦しく、けだるい感じがつづきます。からだの力が抜けたようで、すぐ横になってしまいます。いつもなら何でもない作業でも、ひどく疲れてしまいます。

　④　その他の身体の症状

　頭全体が重く痛んだり、胸が締められて息苦しかったり、いつも口が乾いたり、軽い吐き気がしたり、便秘したり下痢したりします。体が冷えたり、火照ったり、寝汗をかいて、いくども着替えたりすることもあります。月経不順になったり、性欲および快感が減退したり、インポテンスになることもよくあります。

4．経過

　うつ病はあるときからはじまり、次第に増悪してゆきますが、必ず回復します。軽症ならば無理をしないで休んでいるうちに回復することがあるし、どんなに重症でも、他に合併症がない限り、治療すれば回復します。

　初期の自覚症状は、不眠や体調不良や疲れやすさが多いです。そのうち、憂うつな気分がつづいたり、物事への興味がなくなったり、頭が働かないように感じるようになります。症状の変動も特徴で、調子のよい日と悪い日があったり、一日のうちでも夕方や夜になるとだいぶよくなったりすることがあります（日内変動）。調子のよい日や時間帯があるために、何か変だと思いながら、受診を先延ばしにしがちです。治療を受けるかどうかは別にして、できるだけ早めに相談のつもりで受診することをお勧めします。

　回復に要する期間はさまざまです。ふつうは、治療開始後は週単位ないし月単位で快方に向かいますが、もっと月日がかかる場合もあります。回復過程でも、症状には変動があって、一度調子がよくなったあとに揺り戻しがくることがあり、するとやっぱり治らないと思ってひどくがっかりしてしまいます。ここでも自殺の誘惑に駆られることがあるので注意しましょう。

5．発症と原因

　うつ病には単一の原因があるわけではなく、発症には多くの要因が関与します。図式的にいうと、さまざまな程度の遺伝的・体質的素因に、さまざまな生活上の出来事（ライフイベント）がストレス要因となり、さらに身体的条件（たとえば出産や更年期）も加わり、それらが脳機能変調をもたらしてうつ病が発症します（図5-2）。ライフイベントの影響が相対的に大きい場合と、遺伝的・体質的素因や身体的条件の影響が相対的に大きい場合があります。

　いずれにしても、何かひとつの原因を特定できるわけではないので、原因

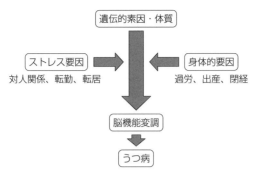

図 5 - 2　うつ病の起こりかた
（山下格著、大森哲郎補訂『精神医学ハンドブック［第 8 版］』より引用）

を取り除いて治療するというのは一見正当な方法ですが、あまりうまくゆきません。特にライフイベントの関与は、実は評価がとても難しいものです。というのは、本人や家族からみると、職場の問題や人間関係の悩みなどの特定の要因が原因のように見えても、それらの一見原因と思われる問題は、うつ病という不調がはじまったために顕在化した問題であることが少なくありません。本人の不調が回復すれば自然に解決したり、背景化したりすることが意外に多いのです。また、仮に環境要因が実在しているとしても、うつ状態のまま思案しても名案は生まれないので、解決の思案はとりあえず棚上げし、休養をとって、うつ状態の治療を優先するのが賢策です。

　ちなみに、原因がひとつに特定できず、いくつもの因子が関与して発症するのは、多くの生活習慣病でも同じです。たとえば糖尿病では、遺伝的・体質的素因に、さまざまな生活習慣（食生活、飲酒、運動、睡眠）が促進要因となり、さらに身体的条件（肥満や加齢変化）が重なって発症します。遺伝的・体質的素因が主要因となる場合もあれば、生活習慣が主要因となる場合もあります。うつ病の発症も生活習慣病と似ていますが、心理・環境要因が密接に関与するだけに、もっと複雑です。

6．病態

　では、うつ病ではどのような脳機能変調が生じているのでしょうか。これまでの研究からセロトニンやノルアドレナリンなどの神経伝達物質系の変化、視床下部 - 下垂体 - 副腎皮質系などの神経内分泌系の変化、脳由来神経栄養因子などの神経栄養因子系の変化などが関与することが明らかにされています。

　これらの変化の起こりやすさは、持って生まれたその人の体質によっても違ってきます。変化しやすい人では、微妙な体調の変化などによって脳機能変調が生じることもあります。思い当たる理由がないのにうつ病に陥ることがあるのは、そのためだと考えられます。特別の理由がなくても気分変化が生じるというのは正常心理学からは理解しにくい現象ですが、比較的わかりやすい例としては、女性ホルモンの変動によって生じる月経前後の気分変化をあげることができます。ホルモンの変動が脳機能の微妙な変調につながり、それが心理・環境要因とは独立して気分の変化をもたらすことがあるのです。ちなみに、月経前の気分変化が大きいと、うつ病類似の状態に陥ることがあり、**月経前不快気分症**と呼ばれます。

　また、神経伝達物質系や神経内分泌系をはじめとするさまざまな脳機能は、心身のストレスの影響を受けて変動することが知られています。心身のストレスは心理的に負担になるだけではなく、脳機能へも影響します。ストレスによってうつ病が誘発されるのはそのためです。うつ病に陥っているにもかかわらず、休養もとらずに無理をつづけていると、さらに脳機能に悪影響を及ぼして、さらに重症化することにもつながります。

7．治療

　第2章で述べた通り、精神科の治療は、こころへのアプローチ（精神療法）、脳機能へのアプローチ（薬物療法）、そして生活へのアプローチ（社会

療法）が併用されます。これはうつ病のさいも同様です。

1）こころへのアプローチ（面接、相談、説明）

　内科や外科の病気では、採血、心電図、内視鏡、CT、MRI など検査が診断に役立ちますが、多くのこころの病気と同様に、うつ病でもまだ検査所見で診断することはできません。本人自身（または家族）が困っていることや悩んでいることを医療者がよく聞くことが、診断のために最も大切になります。

　本人自身が問題を語り、医師（医療者）がその語りを傾聴する、このやりとりは診断のために必要であるだけではなく、治療のはじまりとしても大きな意味があります。誰にも語れなかったことを語ること自体に気持ちを浄化する作用がありますし、医師（医療者）がそれを共感的に傾聴してくれるのはこころの慰めとなります。また、面談を通して問題点が整理され、病気の性質と治療方針に関して丁寧な説明を受ければ、わけのわからなかった苦境から抜け出す道が見えてきます。

　もちろん、初診時だけですべてが解決に向かうわけではありません。医師（医療者）の説明に納得できないことも、本人自身の解釈とはズレがあることもあるでしょう。「治る病気です」と言われてその場では納得しても、帰宅すれば、また疑念が頭をもたげるかもしれません。次の受診のときには、再び本人が自分の調子について語り、医師（医療者）はそれを傾聴し、おりにふれて説明と助言を挟みます。このような語りと傾聴を繰り返す診療には、カウンセリングのエッセンスが含まれています。

　うつ病のさいの医師（医療者）からの説明は、「療養の心構え」で述べるように（→85頁参照）、うつ病が回復する病気であること、こころのエネルギーが戻るのを待つこと、回復には時間を要すること、自殺の誘惑があっても実行しないこと、人生の決断は先に延ばすことなどが、個別の状況に応じて含まれています。

2）脳機能へのアプローチ（薬物療法）

軽症の場合は相談のみで、あるいは不眠に対して睡眠薬のみ処方するだけで様子をみます。また、適応反応症（適応障害）による抑うつ状態のさいには、休養のみで経過をみることもあります。しかし、明瞭なきっかけなく生じたうつ病、反復性のうつ病、きっかけがあるなしにかかわらず症状が重いうつ病、長引いているうつ病などの場合は、抗うつ薬を使用するのが標準的な治療となっています。

抗うつ薬は、セロトニンやノルアドレナリンなどの神経伝達物質系に作用して、うつ病のさいの脳機能の変調を修復する働きがあります。それ自体に気分高揚作用はないので依存的になることはなく、服用初期に吐き気や眠気などが出現することはあっても、全般的には副作用の少ない薬です。ただし、まれですがイライラしたり落ち着かなくなったりすることがあり（**アクティベーション**）、青少年世代では特に注意が必要です。

時々抗うつ薬のみでは効果が乏しいことがあり、そのさいには非定型抗精神病薬や気分安定薬を追加すると有効なことがあります。また、次章の双極症の抑うつエピソードに対しては、躁転や混合状態誘発のリスクがあるので、原則としては抗うつ薬は使用しません。

3）生活へのアプローチ（社会療法）

こころのエネルギーが枯渇しているのがうつ病ですから、エネルギーをさらにすり減らしながら治療するのは難しいことです。治療導入期に必要に応じて休職や家事負担の軽減を勧めるのは、広い意味での生活へのアプローチといえます。

しかし、生活へのアプローチが重要になるのは、治療導入期よりもむしろ回復期と、症状が遷延してしまった慢性期です。このような時期では症状の完全消失を待つよりも、症状が残っている段階から散歩や軽い運動などをはじめて、狭まっている生活を徐々に取り戻してゆくようにすると、症状の回復もついてくることがよくあります。

組織的に行われるリハビリテーションとしては、最近ではうつ病を対象と

したデイケアや作業療法のプログラムも増えています。復職を念頭において一部の施設で行われているリワークプログラムはその進化型です。

4）特殊な治療

妄想・幻覚をともなう最重症のうつ病には、**電気けいれん療法**が役立ちます。現在使用されているのは**修正型電気けいれん療法**といって、実際にはけいれんは生じない安全な治療です。麻酔科の医師のいる総合病院精神科で行われるのがふつうです。これとは別に、頭部に磁気刺激を当てる**反復経頭蓋磁気刺激療法（ｒＴＭＳ療法）**という新たな治療法がいくつかの施設ではじまっています。また毎年のように冬にうつ病になる**季節性うつ病**では、光を浴びる治療（高照度光療法）も有効です。

精神療法のひとつである認知行動療法も注目されています。「自分は失敗ばかりしている」「友人は一人もいない」など否定的視点に立った考えかたにとりつかれた本人に対し、その考えかたが本当に正しいか、本人と医師（医療者）が一緒になって検討し、現実的で柔軟な考えかたをとれるように練習してゆきます。論理的な思考がある程度可能な比較的軽症の場合や、症状が長期化している場合に向いています。

休養ではなく、逆に運動がうつ病の改善に有効だという見解もあります。重症のときには実行は難しいので、これも軽症の場合、回復期、慢性期などに向いている方法です。

８．うつ病が長引くとき

1）遷延性うつ病

うつ病は治療をはじめれば、多くの場合は週単位あるいは月単位で快方に向かいますが、さまざまな治療の試みにもかかわらず、なかなか改善せずに、年単位にまで長期化することがあります。それでも、原則として発症前の状態に戻るのがうつ病です。「待てば海路の日和あり」という言葉があります。焦らずに回復を待ちましょう。

2) 併存症のあるうつ病

うつ病は、社交不安症、強迫症、パニック症などの他のこころの病気に重なって生じることがあります。また、うつ病の経過中に、アルコール依存症などの別の病気が重なることもあります。そうなると、うつ病だけの場合と比べ、治療に時間がかかります。

また、自閉スペクトラム症、注意欠如・多動症などの発達上の特性が適応を妨げていると、抑うつ状態が長引くことがあります。

さらに、認知症の初期症状がうつ病と似ていることがあります。物忘れや手指のふるえなどが顕著にみられるときには要注意です。

3) 心理・環境要因が大きいとき

人生には病気や死別や失意や不遇や苦難に見舞われることがあります。そのとき、悲しみに暮れ、落胆に沈み、口惜しさに泣き、自分の能力を疑い、意欲を失います。言葉も笑いも失い、食欲がなく、眠りも浅く、からだも重く感じられることもあるでしょう。このような、心理・環境要因（心因）が主に関与して生じる抑うつ状態も、それらの要因いかんによって、また本人の性格傾向いかんによって、長引くことがあります。親しい人の死のあとの悲嘆反応が通常よりも長くつづいて程度も著しい場合は、うつ病とは分けて**遷延性悲嘆症**（→44頁コラム参照）といっています。

4) 気分変調症

軽度の抑うつ気分、意欲の減退や身体的不調感などが長く（しばしば何年も）つづくことがあります。これを**気分変調症**といいます。調子には変動があって、わりと明るく過ごす時期もあれば、抑うつ状態が強まる時期もあります。仕事がつづかなかったり、家事ができなくなったりすることもあれば、なんとか低空飛行でつづけられることもあります。

9．うつ病の再発

　うつ病は、多くの場合、いずれ完全に治ります。うつ病がすっかり治り、生活もすっかり元通りになれば、治療は終了となります。しかし、半分くらいの人は、いつか再発することが知られています（**反復性うつ病**）。不眠や食欲不振などの再発の兆候があれば、できるだけ早めに受診してください。再発があれば、3回目の再発の可能性は相当高くなります。そのさいは予防的服薬も選択肢となります。

　明らかな生活上の誘因によって発病したとき、あるいはいつも同じ生活状況によって再発するときには、生活のありかたを工夫することも考えましょう。高血圧で塩分摂取量と体重増加が引き金となるときに、それを改める努力が大切なのと同じです。

10．療養の心構え

1）うつ病は回復する病気

　うつ病になると、もはや取り返しがつかないように思ったり、怠けものになったように思ったり、ダメな人間になってしまったように思ったりすることがありますが、そんなことはありません。必ず回復する病気です。

2）こころのエネルギーが戻るのを待つ

　うつ病は、こころのエネルギーが低下している状態ともいえます。たとえていうと、ダムの水が枯れてしまってエネルギーが出ない状態です。したがって回復のためには、これ以上無駄にエネルギーを使わないように休養をとることと、エネルギーを補給する働きがある薬物（抗うつ薬）をうまく使用することが役立ちます。

　ただし休養しても、うつ病はすぐには治りません。枯れたダムの水がたまるには少し時間がかかります。もし休職したとたんに遊びに出られるなら、

それはうつ病とは別の問題です。

　また、抗うつ薬を飲んでもすぐには治りません。睡眠薬ならば飲めばその晩すぐに効果が出ますが、抗うつ薬は飲んでも次の日から気分がよくなるわけではありません。抗うつ薬自体には気分を高揚させる作用はなく、健康な人が飲んでも何もよいことはありません。エネルギーが不足しているときに、それを補う働きがあるのです。効果を実感するためには、ダムの水位が上がるのを待つように、しばらく服用をつづけなければなりません。抗うつ薬には依存性はなく、いったん使うと癖になるわけではないので、安心して使用できます。注意したいのは、回復の道のりには一進一退があることです。揺り戻しがくると本当にがっかりしてしまいますが、また必ず回復に向かいます。

3）生活リズムはできるだけ維持する

　療養中は、特に休職や休学をすると、生活リズムが乱れがちになります。昼まで寝てしまうとその晩が眠れなくなり、昼夜逆転に陥りやすくなります。午前中が不調でも布団からは出て、食欲がないなりに水分と栄養をとるようにします。逆に過食傾向が生じることがありますが、できればほどほどに抑えておきましょう。飲酒は、そのときだけ気がまぎれますが、睡眠にも体調にも気分にもよい効果をもたらしません。

4）回復しはじめたら気分転換とリハビリも

　気分転換や軽い運動は時と場合によります。うつ病が重症のときには、外出も運動も負担になることが多いです。気が向かなければ無理をする必要はありません。改善してくると自然に、テレビを見たり、新聞を読んだり、メールのやりとりを再開したり、散歩したりできるようになります。そうなったら、休養からリハビリテーションに軸足を移し、縮小していた活動や生活を徐々にもとに戻してゆきます。軽症の場合は、適度な運動は気分の改善になることがあります。

　休職した場合には、復職は大きなハードルとなります。からだの病気の回

復直後と同じことで、いきなり全力疾走は負担がかかります。職場との相談になりますが、できれば半日勤務とか、フルタイムでもせめて残業なしとか、負担をできるだけ軽くするとよいです。

5）自殺をしないこと

療養中に最も重要なのは、自殺を思いとどまることです。うつ病の体験は本当に苦しいもので、自殺はその苦しみを一瞬にして断ち切る魔法の誘いになります。いつも耳元でそのささやきがあるかもしれません。激励されれば不甲斐なさに情けなくなり、入院を勧められればもう治らないのだと絶望し、少し回復しても揺り戻しがくるとやっぱりダメだと思い、復職が迫ってくるととてもやっていけないような気持ちになって、そのつど死の誘惑が頭をもたげるかもしれません。でも、それは病気のために生じる気持ちであって、病気が治れば霧が晴れるように消えてゆきます。すっかり回復するまで、自殺の誘惑には耐えなければなりません。

6）決断は先延ばしする

退職、退学、結婚、離婚、転居など、人生の転機となるような問題については、決断を先延ばしにすることをお勧めします。抑うつ状態のときは、本来の判断力を失っていて、否定的、悲観的、短絡的な判断に傾きやすいからです。重要な事柄ほど、抑うつ状態の回復を待ってから結論を出すのがよいでしょう。よくあるのは、もうつづけられないと思って仕事や学校を辞めてしまうことです。回復してみると、同じ状況も別の見えかたができるようになります。休職ないし休学し、回復を待ってから決めても遅くはありません。

7）長引いたときの療養

うつ病は重症のまま長期につづくことはあまりなく、長引くとしても、ある程度改善したところで残存症状が長引きます。抑うつ状態が長くつづくと、食事や睡眠が乱れたり、運動不足に陥ったりしやすく、過度の飲酒に気

分転換を求めたくなることもあります。しかし、生活習慣が乱れると、それが抑うつ状態を遷延させる要因となって悪循環に陥ります。規則正しい生活リズムの維持に気をつけましょう。

　休養は、うつ病の急性期（症状が重症な時期）には適切な療養ですが、長引いたときは、生活リズムを維持しながら、できることを少しずつはじめることが大切です。最初は、散歩などの軽い運動や家事手伝いなどで十分です。残存する症状の改善を第一目標とするよりも、症状があるなりの生活面の工夫と拡大を当面の目標としておくと、症状の改善もついてきます。最近は、復職のためのプログラム（リワークプログラム）などを用意している施設も増えてきています。

11. 家族と周りの人にできること

1）うつ病は病気

　本人がうつ病を抜け出すために、家族と周囲の人の理解と協力は欠かせません。本人はうつ病という病気にかかっているのであって、からだの病気のときと同様に治療が必要な状態であることを理解するのが基本中の基本です。うつ病は重症化すると表情は苦悶状となり動作は緩慢になるので、病的状態に陥っていることが周囲からも容易にみてとれますが、軽症ではもちろん中等症でも、一見したところ病気にみえないことがよくあります。頑張りが足りないだけとか、些細なことに妙に悩んでいるだけ、のように見えるかもしれません。

2）療養が必要なのはからだの病気と同じ

　周囲にはわかりにくいですが、本人はとても苦しい状態に陥っています。対応に迷うときは、からだの病気を思い浮かべるとよいでしょう。からだの病気のときと同様に、治療経過を暖かく見守ればよいのです。ぐったりしている高熱の病人を叱咤激励しないように、うつ病の人を叱咤激励してはいけません。頑張りきった末にうつ病になっているのですから、必要なのは頑張

りではなく休養です。家事と育児を担当している女性がうつ病になったとき
は、案外休養がとりにくいものです。家事・育児を家族が分担するとよいで
す。

3）遊びの誘いはあとまわし

　遊びに誘ったり、旅行に連れ出したりするのも、調子の悪い時期には逆効
果になります。うつ病では楽しいことが楽しめなくなっています。きれいな
景色を眺めても、ご馳走を前にしても、楽しめるのは誘った人たちだけで、
本人は取り残されてしまいます。遊びや旅行に誘うのは、回復してからがよ
いのです。

4）焦りは禁物

　うつ病になると本人も思うに任せぬことが重なり、焦りや苛立ちが生じる
こともあります。それが一番身近な人に向かって発散されることもありま
す。周囲からみると、病気とはいえ、わがままにも見えるかもしれません。
しかし、怠けているわけでも、投げやりになっているわけでもありません。
本人が焦っているときに家族も焦ってはいけません。家族から伝えるべき基
本のメッセージは「回復を待っている」ということです。

5）原因詮索はあとまわし

　本人自身と同様に家族も、本人の性格、人間関係、あるいは職場や学校の
対応など、心理・環境要因のなかに原因を探し求めることがあります。しか
し、すでに述べたように、一見原因のように思える問題も、実際には抑うつ
状態のために顕在化あるいは露呈した問題であることがよくあります。原因
らしく思える問題が実在しても、それは必ずしも真の原因とは限りません
し、それを排除しても治るとは限りません。うつ病罹患という現実を受けと
め、本人が心身ともに休養がとれる環境を整えることを最優先するのが賢明
です。うつ病が回復したあとにも残る問題は、そのときに解決を図りましょ
う。

6）時々診察へ同行

　家族は最も身近な観察者でもあります。本人の受診に時々は同行し、日常生活の変化を主治医に伝え、主治医からの治療経過の説明を本人とともに聞くとよいでしょう。

［参考ウェブサイト］
・厚生労働省　ご存じですか？うつ病　https://kokoro.mhlw.go.jp/about-depression/

第 **6** 章
双極症

1．双極症も「よくある病気」

　うつ病では抑うつエピソードのみが出現しますが、双極症では抑うつエピソードと躁エピソードの両方が出現します。一つひとつのエピソードは治りますが、安定期間を経て、また次の再発エピソードが生じます。このようにエピソードを繰り返すのが特徴です。**躁うつ病**ともいわれますが、躁うつ病は歴史的には現在の双極症とうつ病を含む病名でした。今では双極症とうつ病は、重なりはあるものの、病態や予後を異にする別の病気と考えられています。

　双極症は、本格的な躁状態を呈する**双極症Ⅰ型**と軽い躁状態にとどまる**双極症Ⅱ型**に分かれています。Ⅰ型は男女同数で、Ⅱ型は女性に多くみられます。Ⅰ型は全人口の１％前後、Ⅱ型は軽躁状態の判断が難しいため頻度がまだ不明確ですが、Ⅰ型よりも多いともいわれています。初発は10代後半から30代前半が中心ですが、壮年期や高齢期での発症もみられます。抑うつエピソードと躁エピソードのそれぞれに対応した治療だけではなく、再発予防の治療も大切です。

2．躁エピソードの症状

1）睡眠、食欲の変化
　睡眠は短くても元気で、朝早く起きて、早速に活動をはじめます。食欲は

ありますが、飲食を惜しんで動きまわるので、体重は減少することが多いです。

2）気分と思考と活動性の変化（気分高揚、観念奔逸^{ほんいつ}）

あらゆることに関心が向き、何事も興味深く、魅力的に感じます。気力が盛んで、意欲的となり、頭の回転も速く、いろいろな考えが浮かび、あれこれと手を出します。毎日が楽しく、将来も明るくみえて、自信にあふれています。しかし、口数が多く、声が大きく、せっかちで、言うことは正しくても厳しすぎるので、付き合う人が疲れてしまいます。時にはイライラして怒りっぽく、わずかなことで相手をしつこく非難し、攻撃的になることもあります。

3）自尊心肥大と衝動的言動

早朝から友人たちに電話をかけ、自慢話や手柄話をしゃべり、気が大きくなって高価な装飾品を注文したり、新車を衝動買いしたりします。自分が一番偉いような気持ちになって上司や同僚を見下したような言動をとったり、異性関係が派手になって歓楽街に頻々と出入りしたりします。仕事や家庭や交友関係において重大なトラブルを起こしているのに、本人はちっとも気にしません。自分は特別な人間だという誇大妄想をいだいたり、幻聴などの幻覚をともなったりすることもあります。

3．軽躁エピソードの症状

軽度の躁状態を軽躁状態といって区別しています。睡眠は短くても足りて、朝早くから活動をはじめ、上機嫌で、意欲的で、活動的となります。休日は趣味に没頭したり、急に思い立って旅行に出たりします。無駄な買い物や衝動的な行動が増えてきます。気が大きくなりますが、誇大的となるにはいたりません。ほどほどの軽躁状態にとどまると、交友関係が広まって生活に楽しみが増えたり、才能が発揮されて仕事が発展したりすることもありま

す。本格的な躁状態とは違って、職場や近所付き合いや家庭内に大きな問題
は生じません。

　大きな達成、強い使命感、恋愛体験などにおいて、高揚感をともなった類
似の状態が出現することはあるので、病的かどうかは慎重に判断しなければ
なりません。挫折や喪失にともなう抑うつ状態が病的とは限らないのと同じ
です。

4．混合エピソードの症状

　混合エピソードは、躁症状と抑うつ症状が混在するエピソードです。ちょ
っとわかりにくいですが、気分、意欲、思考、活動性がそろって低下すると
典型的な抑うつ状態となり、そろって亢進すると典型的な躁状態となるとこ
ろを、そろわないと混合状態となると考えることができます。

　たとえば、意欲はあって、あれこれ手を出し、あちこちに電話し、頻回に
外出しますが、気分は不快で、調子が悪いと訴え、急に涙を流し、死ぬしか
ないなどと言ったり、自殺を試みたりします。あるいは、憂うつで、何もや
る気がないと言いながら、考えは次々と思い浮かび、苛立った様子で、多弁
にあれこれ要求したり、急に遠くまで出かけたりします。また、躁と抑うつ
が、日ごとにあるいは日内にくるくると入れ替わる場合も混合性エピソード
ということがあります。いずれにしても不安定で、自殺のリスクも高い状態
です。

5．発症と経過

　双極症のはじまりは、躁エピソードのことも、抑うつエピソードのことも
あります。抑うつエピソードからはじまる場合は、症状だけでは、うつ病な
のか双極症の抑うつエピソードなのか判定できません。若年期（10代後半か
ら30代前半）の重症抑うつエピソードは双極症の可能性が高いので注意しま
す。家族に双極症の人がいる場合も注意します。

抑うつエピソードからはじまる場合は、本人や家族からみて原因となる出来事が先行していることがありますが、第5章の「うつ病」のところで述べたように、それが本当の原因かどうかは慎重に判断しなければなりません。

躁エピソードからはじまるときは、先行する特定の出来事はみられないのがふつうですが、時には、転職や転勤あるいは災害時などに、責任を感じて意欲的に活動するうちに、次第にはずみがついて、明らかな躁状態に発展することもあります。また、極端な睡眠不足がきっかけになることもあります。死別の前後で、看病、看取り、葬儀などのために睡眠不足と過労がつづいて、それが場違いな躁状態を誘発することがあることも知られています。

躁エピソードのときは、自覚的には絶好調なので、なかなか受診する気になりません。早めの受診が望ましいとはいえ、実際にはしばしば紆余曲折を経ての受診となります。治療によって落ち着くと、躁状態のときの自分の行動を後悔します。再び躁状態がはじまると後悔を忘れますが、エピソードを繰り返すと、躁状態の出現をとても警戒するようになります。

双極症は再発しやすい病気です。双極症Ⅰ型の場合、安定期をはさんで抑うつエピソードと躁エピソードが生涯に何度か出現します。混合エピソードが加わることもあります。双極症Ⅱ型は、双極症Ⅰ型の単なる軽症型ではなく、別名に「軽躁エピソードをともなう反復性うつ病」とも言われ、反復する抑うつエピソードの合間に比較的短期間の軽躁エピソードが出現する、というのがよくあるパターンです。また、安定期を挟まずに、躁エピソードから抑うつエピソードへと移行することもあります。頻回にエピソードを繰り返すタイプは**急速交代型**と呼ばれます。

この他に**気分循環症**といって、元気で上機嫌なごく軽い躁状態と、気分と体調がすぐれないごく軽い抑うつ状態がゆっくりと交代する人もいます。

6．原因と病態

うつ病同様に、双極症にも単一の原因があるわけではなく、発症には多くの要因が関与します。さまざまな程度の遺伝的・体質的素因に、さまざまな

生活上の出来事（ライフイベント）がストレス要因となり、さらに身体的条件も加わり、それらが脳機能変調をもたらして発症にいたります。

　しかし、うつ病と比べると、双極症では心理・環境要因の関与は相対的に少なくなります。抑うつエピソードと同様な状態が病気や死別や失意や不遇にさいしてみられることがありますし、軽躁エピソードと同様な状態が大きな達成、強い使命感、恋愛体験などのさいに生じることがありますが、本格的な躁エピソードや混合エピソードが単なる心理反応として生じることはまずありません。双極症でみられるエピソードは脳機能変調をともなう病的状態と考えられています。

　遺伝的・体質的素因に関しては、双極症では一卵性双生児の一人が発症すると、もう一人が発症する確率は50〜60％とかなり高くなります。しかし、一卵性双生児では遺伝子は同じですから、この数値は他の要因の関与が大きいことも物語っています。ちなみに、糖尿病でも一卵性双生児の一致率は50〜60％で同程度です。

　脳機能の変化としては、セロトニン、ノルアドレナリン、ドパミンをはじめとする神経伝達物質系の異常、リチウムの作用機序から注目されるイノシトールリン脂質代謝系の異常、カルシウム反応の異常、ミトコンドリア機能異常など、多岐にわたる所見が注目されていますが、決定的なことはまだわかっていません。

7. 治療

　双極症の治療においても、こころへのアプローチ（精神療法）、脳機能へのアプローチ（薬物療法）、そして生活へのアプローチ（社会療法）が併用されます。双極症の場合は、抑うつエピソード、躁エピソード、そして安定期の再発予防の３つのフェーズに分けて考えておくのが適切です。

1）抑うつエピソードに対する治療
　抑うつエピソードに対する、こころへのアプローチと生活へのアプローチ

は単極性のうつ病の場合と変わりませんが、脳機能へのアプローチ（薬物療法）は大きく異なります。双極症の抑うつエピソードの治療では、単極性のうつ病には有効な抗うつ薬が、実はあまり有効ではありません。それどころか、躁状態や混合状態の誘発につながるというリスクがあります。単極性と双極性の抑うつエピソードは、症状はほぼ共通しているにもかかわらず、脳機能には異なった変化が生じているようなのです。双極性の抑うつエピソードの第一選択薬となるのは気分安定薬のリチウムやラモトリギンです。また非定型抗精神病薬のオランザピン、クエチアピン、ルラシドンなども有効です。気分安定薬に非定型抗精神病薬を併用することもあります。それでも効果が不十分なときに、抗うつ薬を上乗せするとある程度有効なことがありますが、躁状態や混合状態の誘発には注意が必要です。

２）躁エピソードに対する治療

　躁エピソードは、本人自身は絶好調と感じているので、治療の必要性を自覚するのが難しくなっています。家族が勧めてもなかなか受診に応じず、対人関係や金銭的なトラブルやちょっとした事故などが生じてからようやく受診にいたることも少なくありません。オーバーヒート状態であり、車にたとえれば「ブレーキが故障しているまま高速運転している状態」です。実際、身体的には相当疲弊していることが多いので、医師からも早急の治療の要を説明します。

　薬物療法としては、気分安定薬のリチウムやバルプロ酸は躁エピソードに有効です。これらの薬物には予防効果もあるので、当初から長期治療を視野に入れた治療が可能となる点で優れています。しかし、両薬剤とも血中濃度をチェックしながらの段階的な用量設定が必要で、しかも効果発現に時間を要します。躁状態が激しくて早急の改善が求められるさいには、アリピプラゾールやリスペリドンなどの非定型抗精神病薬を併用します。混合エピソードの治療は、原則として躁エピソードの治療と同様です。

3）再発予防のための維持治療

　双極症は再発する病気です。躁エピソードが一度出現すれば、その後に躁ないし抑うつエピソードが出現する確率は80％以上あります。医師からは継続的な通院と服薬をお勧めします。調子が変動する時期にはこまめな受診が望ましいですが、安定した時期になれば2〜3ヵ月ごとの通院でも大丈夫です。その時々の調子を相談し、必要な助言をもらい、服薬を継続することが基本になります。すでに述べたように、生活リズムの維持には留意しましょう。

　維持療法としては、リチウム、バルプロ酸、カルバマゼピン、ラモトリギンなどの気分安定薬、およびオランザピン、クエチアピン、ルラシドン、アリピプラゾールなどの非定型抗精神病薬が有効です。なかでもリチウムとバルプロ酸は最もよく使用されています。

　再発予防効果の判定には年単位の期間が必要になります。服薬していても再発したさいには、何らかの対策が必要です。逆に何年も再発がないと、もう治ったのではないかと思って服薬を止めたくなります。そのさいは主治医と相談しながら慎重に、まずは減量してゆくのが賢策です。

　長期の通院には費用もかさみます。通常3割の医療費自己負担分を1割に軽減する自立支援医療費制度（→38頁コラム参照）はメリットの大きい制度です。

8．療養の心構え

　双極症では、抑うつエピソード、躁エピソードおよび安定期とで療養のしかたが違ってきます。

1）抑うつエピソードのとき

　療養の心構えは、基本的にうつ病のときと同じです（→85頁参照）。

　前のエピソードを抜け出すのに苦労した人は、再発や再々発のさいには、またあのつらい日々が戻ってきてしまったことに絶望的になりますが、また

必ず回復します。回復したら予防的治療を主治医とともに考えます。

　なお、治療に使われる薬物は、抗うつ薬ではなくて、気分安定薬（リチウム、バルプロ酸、ラモトリギン、カルバマゼピン）と一部の非定型抗精神病薬（オランザピン、クエチアピン、ルラシドンなど）になります。

２）躁エピソード（および混合エピソード）のとき

①　躁エピソード（および混合エピソード）は病気

　躁エピソードでは、自覚的には気分爽快で自信満々の状態ですから、なかなか自分では病気とは思えません。むしろ、今までになく好調で、生活も充実しているように感じます。しかし、家族や親しい友人はハラハラしながら様子を見ています。程度が進むにつれて、家庭や職場での暴言や暴力、高額の買い物や無謀な投資などが生じます。混合エピソードでは、焦燥感が強く不機嫌になってトラブルが生じやすくなります。自覚的にも不快な気分を感じていることが多いです。いずれの状態もその人本来のものが露呈したのではなく、脳機能の病的変化が作り出しているものです。

②　治療が必要

　躁状態や混合状態のまま自由気ままにふるまっていると、長年の交友関係や社会的立場を失うことになりかねません。性的逸脱行動から離婚になったり、粗暴な言動から職を失ったりします。自動車の運転にたとえれば、鼻歌を歌いながら事故寸前の危険な違反走行をしている状態です。取り返しのつかない事故を起こす前に、ぜひ治療を受けましょう。躁状態を落ち着かせるために有効な薬（気分安定薬、抗精神病薬）がいくつかあります。軽症なら外来治療ができますが、重症では入院が必要です。

③　睡眠確保と生活リズム

　躁状態では睡眠欲求が低下し、眠らなくても元気ですが、眠らないとかえって気分が高揚します。しっかり睡眠をとるのは大切です。外来治療中なら主治医と相談してください。お酒が飲める人では酒量が増えますが、躁状態に酩酊が重なれば、まさに火に油をそそぐようなもので、トラブルが倍加します。原則は禁酒です。

3）安定期の再発予防

① 病気を受け入れる

抑うつエピソードも躁エピソードもいずれ治まります。すると、もう治療は不要と思いがちですが、双極症の場合は再発予防の対策を考えなければなりません。糖尿病や高血圧で、服薬を継続しながら食事や運動などの生活習慣に気をつけるのと同じように、双極症でも服薬を継続しながら生活リズムに気をつけるのが基本です。

② 服薬の継続

リチウムをはじめとする気分安定薬には、躁状態と抑うつ状態の両方を落ち着かせる作用があります。それだけではなく、気分の安定を保つ働きもあります。振れた振り子をもとに戻し、真ん中に止めておくようなイメージです。いくつかの非定型抗精神病薬にも、気分の安定を保つ働きがあります。作用にも副作用にも個人差がありますが、これらの薬をうまく使うのは安定維持と再発予防にとても役立ちます。ただし、気分安定薬のリチウム、バルプロ酸、カルバマゼピンは胎児へのリスクがあるので、妊娠可能性のある女性は主治医とよく相談してください。

③ 生活リズムの維持

双極症はからだや脳が本来もっているリズムの乱れをともないます。朝起床して光を浴びて、日中は適度に活動して、規則正しい睡眠をとることが、気分の振れの安定化につながります。深酒や徹夜は避け、できるだけ規則正しい生活を心掛けましょう。睡眠覚醒リズム表（日本うつ病学会のウェブサイトから入手可能→101頁参照）をつけると、生活リズムの維持と気分変化のモニターに役立ちます。

9．家族と周りの人にできること

1）抑うつエピソード

双極症の抑うつエピソードのさいの家族と周りの人の対応は、単極性のうつ病のときと同様です。治療が必要な病気であることを理解し、本人の頑張

りを求めるのではなく、からだの病気の人を見守るように焦らずに回復を待ちます。

　注意すべきは、双極症の抑うつエピソードは、混合エピソードまでにはいたらなくても、躁病成分がいくらか混入しやすいことです。すると部分的には活気があったり、日によって、あるいは時間によっては活動的だったりして、病気ではなくて気まぐれのように見えやすくなります。また、軽度の抑うつ状態が遷延することもよくあり、飲酒、睡眠薬や抗不安薬への依存、怠学、怠勤、ひきこもり、昼夜逆転、不規則な摂食などの二次的な問題が重なり、むしろ二次的な問題のほうが前景に立つこともあります。二次的問題が重ならないように注意しなければなりませんが、重なってしまったさいにも根本にある抑うつエピソードを見失わないようにしましょう。

２）躁エピソード

　家族が最も苦労するのは躁エピソードのときです。家族や周囲に無謀な行動を注意されても、絶好調と思っている本人は聞く耳を持ちません。失敗やトラブルが生じても、気が大きくなっているので、ちっとも意に介しません。家族や周囲の人は、ハラハラしながら様子を見ていることでしょう。暴言や暴力が家族に向けられると、愛想も尽きる思いに駆られます。しかし、決して人間が変わってしまったわけではありません。躁状態という病気のなせるわざであり、治療によって回復します。

　躁状態のまま気ままに行動していると、長年の交友関係や社会的立場や貴重な財産を失うことになりかねません。できるだけ早い受診が望まれます。

　本人も、いつもの自分とは違うこと、活動しすぎであること、だいぶ散財していること、暴言を吐いたり暴力をふるったりしたことなどを事実としては認識できるので、それらを指摘して受診を勧めます。実際に暴力が生じたさいには警察に通報するのもやむをえません。それが受診の契機になるかもしれません。回復したときにはわかってくれます。

　家族から本人に伝えるべき基本のメッセージは、「もとの本人に戻ってほしい」ということです。そのために「治療を受けてほしい」「入院してほし

い」ということを本人に伝えましょう。受診したさいに、本人の前では話しにくいことがあれば、それは診断にも大切な情報になりますから、機会を作って医師（医療者）に伝えるようにしてください。

3）再発と遷延

　家族の苦労の第一は躁エピソードのときですが、躁エピソードは遠からず落ち着きます。その後は安定した状態がつづけばよいのですが、躁エピソードが再発することもあれば、抑うつエピソードが出現して、それが遷延することもあります。安定期がなかなかこないと本人も先が見えなくて苦しみますし、家族も疲れてくるかもしれません。しかし、双極症は、本人が悪いわけではなく、かといって他の何かが悪いわけでもありません。高血圧や糖尿病がからだに変調のある病気であるように、双極症は脳機能に変化がある病気であり、いつか安定期がくることを理解してください。

　双極症の治療薬や治療法はいくつもあります。再発予防にひとつの薬が役立たなくても、別の薬が役立つ可能性は十分にあります。治療薬の併用が安定をもたらすこともあります。エピソードの完全消失にはいたらなくても、まずはその軽症化を図るだけでも日常生活には大きな違いになります。最良最適の治療にたどりつくのに月日がかかることもあります。受診に時々同伴して、主治医に家庭での状況を伝えるとよいでしょう。

　生活の工夫としては、生活リズムの維持が大切で、夜間に十分睡眠をとり、規則的な食事を心掛け、午前中に屋外や窓辺の明るい光を浴びることが、安定化と再発予防に役立ちます。適度の運動を取り入れるのもよいことです。睡眠、食事、光、運動を通した一定の生活リズムが、身体機能のリズムの安定につながり、それが双極症の安定に役立ちます。

［参考ウェブサイト］
・日本うつ病学会　睡眠覚醒リズム表　https://www.secretariat.ne.jp/jsmd/gakkai/shiryo/data/suimin_kakusei_rhythm.pdf
・日本うつ病学会　双極性障害（躁うつ病）とつきあうために　https://www.secretariat.ne.jp/jsmd/gakkai/shiryo/data/bd_kaisetsu_ver10-20210324.pdf

第 **7** 章
統合失調症

　統合失調症という病名が歴史上に登場したのは、わずか120年ほど前のことです。うつ病がメランコリーという病名で2000年前から知られていたのと比べて、ずっと発見が遅れました。統合失調症がそれまでは存在しなかったわけではなく、ひとまとまりの病気として認識するのが難しかったのです。というのも、症状自体が多様であるばかりではなく、患者ごとの違いや病気の時期による変化も大きく、回復するものから進行するものまで予後もさまざまなたいへん複雑な病気だからです。今では研究が進み、治療法も進歩してきています。

1．統合失調症はまれな病気ではない

　統合失調症は決してまれな病気ではなく、特殊な病気でもありません。1970年代に世界保健機関（WHO）がわかりやすい共通の診断基準を作って国際的な共同調査を行った結果、総人口当たりの発病率が１％弱で、各民族や先進・発展途上国などの間に差はないことが明らかとなっています。１％弱という発症率は、関節リウマチの発病率とちょうど同じくらいです。

　統合失調症の発病は10代前半にはじまって、同後半から20代前半の青年期に最も多いのですが、時には40歳以降の成人期にもみられます。男女差はありませんが、成人期の発病は女性に多い傾向があります。

2．症状

　症状は複雑、多彩、微妙です。主要症状を便宜的に妄想・幻覚（陽性症状）、感情と意欲の障害（陰性症状）、認知と思考の障害の3つに分けて説明します。3つの症状の程度は患者さんごとにさまざまで、3つがいつもそろってみられるわけではありません。

1）妄想・幻覚（陽性症状）

　妄想と幻覚は統合失調症の最も特徴的な症状です。本人自身にとっては、ありありと存在するので、夢やまぼろしとは思えません。そのため、自分自身が病的であるという自覚をもつのが難しくなります。妄想や幻覚などの症状を、通常は経験しない病的体験が生じているという意味で、**陽性症状**（positive symptoms）と呼ぶことがあります。

　実際にどのような体験をするかというと、感覚が過敏になって、世の中の出来事がすべて自分に関連しているように感じます。風に揺れる並木、車の走る音、人々の話し声が、ただ偶然に起きているのではなく、何か自分に関係があって、何かを暗示するような、何か無気味な暗号があるような、ひどく恐ろしく不安な感じ（**妄想気分**）がします。テレビのニュースが自分と関係があるような気がすることもあります。

　そのうちに、隠しカメラで誰かが絶えず自分の姿・行動を見ているように思えたり（**注察妄想**）、みなが自分の考えや行動を知っているように思えたり（**思考伝播**）、自分のうわさをしているように思えたりします。誰かが自分のあとをつけてきたり（**追跡妄想**）、悪さをしかけてくるように感じます（**被害妄想**）。

　このような妄想体験と関連して、あるいはそれに先立って、何者かの考えが、言葉になって伝わってくることがあります（**幻聴**）。たとえば、誰かが隠しカメラで自分の様子・行動を見て、「……着替えをしてる、……風呂に入るところだ」と非難めいたコメントを送ってきます。頭のなかで反論する

とまた言い返してくるので、いつまでも言い合いになります（対話形式の幻聴）。あるいは、複数の人たちが自分のことをうわさする声のこともあります。反論や返事を小声でぶつぶつ口にすると、周りからは独り言に見えます（**独語**）。

　幻聴が指示や命令となることがあり、日常の生活にいちいち口を挟まれ、自分の考えや行動が誰かに操られているように感じることがあります（**させられ体験**）。

　声の主は、既知の人のこともあれば、未知の人のこともあり、声の発信場所もさまざまです。一人でぼんやりしているときに聞こえることが多いようです。また、水道や空調の音に乗って声が聞こえることもあります（**機能性幻聴**）。声ではなく電波とか電磁波として体験されることもあります。比較的まれですが、相手の顔が見えたり（**幻視**）、自分のからだを触られたり（**体感幻覚**）することもあります。

　これらの妄想・幻覚に対して、本人自身は最初のうちこそ半信半疑ですが、明瞭な実感をともなうようになると、周囲からの指摘・説得によって判断を修正するのは難しくなります（**病識欠如**）。そのため、妄想・幻覚に基づいて相手を非難したり、警察に助けを求めたりすることがありますが、多くは人々に注目されるのを恐れ、周囲の物音におびえて、家に閉じこもる生活を送るようになります。

２）感情と意欲の障害（陰性症状）

　感情の動きが乏しくなり、意欲と活動性が低下し、日常生活に無関心となるのも統合失調症に特有の症状です。本来あるべき感情の動き、意欲、活動性、物事への関心などが減弱するという意味で、これらの症状は**陰性症状**（negative symptoms）とも呼ばれています。妄想や幻覚が出現する前の初期段階からみられることもあるし、発病して何年もしてから目立ってくることもあれば、ほとんど、あるいはまったく生じないこともあります。

　初期にみられるさいには、たとえば特別な理由もないのに学校を休みたがります。そのうち勉強もしなくなって、成績が下がっても気にかける様子が

ありません。次第に朝起きる時間が遅くなり、着衣がだらしなく、風呂にも入りたがらなくなります。父母が叱っても改まらず、やがて部屋にこもって食事以外は出てこなくなります。食事も黙って食べ、表情も乏しく、いくども注意すると不機嫌になり、ますます口をきかなくなってきます。

その後も、適切な治療と介護がないと、いっそう生活がだらしなくなって、たとえば音楽やスポーツが好きだった若者が、何もしないのに退屈もせず、うつろな目つきでベッドに終日寝そべっていたりします。周囲への無関心と他人との接触を避ける傾向が強まると、自分の世界に固く閉じこもる生活（**自閉**）になってゆきます。かといって、すべてに鈍感になっているのではなく、周りの人々の態度・言動を実はよく見ていて、心配したり、安心したり、反発したりしています。

3）認知と思考の障害

統合失調症には、狭い意味の知的障害はありません。かなり重症の場合でも、記憶は正しく、知識は保たれ、計算も多少時間はかかっても間違うことはありません。日常の短い会話もふつうにできます。

しかし、仕事上の判断や生活のやりくりに意外なほど苦労することがあります。わりあい簡単な仕事でも、全体のバランスを考え、周りと折り合いをつけながら、順序よく片づけていくのが難しくなります。個々の知識や技術はもっていても、応用問題がうまくできないと言ってもよいかもしれません。ひとつの仕事をしながら、時間の合間に機転をきかせて、別の仕事も並行して片づけるという器用さがなくなってきます。このように、状況を適切に把握し、判断し、処理し、物事を遂行する能力の低下がみられることがあります。それを専門的には**認知機能の障害**と言っています。

また、特有の思考の障害がみられることがあります。たとえば話の筋道があちこちにそれて、何を言いたいのか聞くほうはわかりません。あるいは、突然に結論を言うので、理由を聞くと、説明があちこちにそれて、説明の道筋がたどれません。ふつう、考えはある物事から生じる多くの連想から最も適切なものを選び、次に再び適切なものを選んで、順序よく進められていき

ます。その働きが緩んで、連想が表面的につながってゆくと、聞くほうには話し手の考えがわからなくなるのです（**連合弛緩**）。また、頭がボーッとして何も考えられなくなったり（**思考途絶**）、考えが誰かに抜きとられたり（**思考奪取**）、考えてもいないことが頭に入ってきたり（**思考吹入**）することもあります。このような思考の道筋や流れの障害は、しばしば妄想や幻覚と連動して生じます。

4）その他の諸症状

① 緊張病症状の合併

緊張病症状は、もともとは統合失調症に特徴的な症状と考えられていましたが、今では、うつ病、双極症、自閉スペクトラム症などでもみられることが知られるようになりました。昏迷と興奮という一見反対の症状のどちらか、または両方が交代して出現します。

昏迷状態では、急に動かなくなり、食事もとらず、呼びかけても返事をしない（**昏迷**）、着替えなどをさせようとすると強く抵抗する（**拒絶症**）、時には全身を曲げ、あるいは伸ばしたままじっとしている（**硬直**）、他動的に足や腕を曲げると、そのままの姿勢を保ちつづける（**蝋屈症**）などの症状がみられます。

興奮状態では、叫び声をあげたり、落ち着かない様子で動きまわったり、壁や戸を叩いたりなど、ふだんはみられないような粗暴な行為に及んだりします。あるいは、からだを前後に揺すり、同じ動作を繰り返したり（**常同行為**）、目の前の相手と同じ動作をしたりすることもあります（**反響動作**）。

② 気分症状の合併

発病当初から、あるいは病気の経過のなかで、軽度の抑うつ状態や気分高揚状態が出現することはよくあります。時には気分症状が顕著に現れ、統合失調症と双極症の両方の症状を認めることがあります。このような両疾患の中間に位置する患者さんも意外に多いことが知られています。従来は**非定型精神病**と呼んでいましたが、国際分類では**統合失調感情症**と呼ぶようになっています。

③　自傷行為、自殺企図と暴力行為

　自傷行為と自殺企図は意外に多くみられます。重度の抑うつ状態が重なったときも、妄想・幻覚の影響のもとでも、病気との長い戦いに疲れたときにも起こります。わずかな病状の動揺が引き金になることもあります。恐怖によるためらいが少なく、速やかに確実な自殺の手段をとるのが特徴的です。

　他人への暴力や傷害は、まったくないとはいえません。無差別の行きずり傷害事件が世間の耳目を集めますが、きわめてまれな限られた事例であり、実際には暴力行為の対象の大部分は家族ないし近親者です。未治療または治療中断時の場合が多いので、防止対策の基本は、医療・福祉関係者と家族が協力して、本人の受診・治療・援助を進めることです。

3．統合失調症の3種類の病型

　症状をもとに3種類の病型に分けることがあります。実際には明確に線引きすることはできませんが、3種類に分けておくと理解の助けになります。

1）妄想型統合失調症

　妄想・幻覚などの陽性症状が主症状となり、感情の動きの乏しさ、意欲や活動性の低下、物事への無関心などの症状（陰性症状）はほとんどなく、緊張病症状はみられません。妄想・幻覚は抗精神病薬によって軽減することが多いので、このタイプの統合失調症は比較的よく改善します。発病年齢は次に述べる破瓜型よりやや遅く、妄想型のなかでも発症年齢が遅いほどよく改善する傾向があります。

2）破瓜型（解体型）統合失調症

　妄想型とは逆に、感情の動きの乏しさ、意欲や活動性の低下、物事への無関心などの症状（陰性症状）が主症状となります。妄想・幻覚もともなうことが多いですが、あまり目立ちません。表情に乏しく、口調や態度もどこか不自然で、感情や気持ちやこころが通じ合わない印象があります。発症年齢

は10代から20代前半のことが多く、発症が早いほど社会生活の障害が生じやすくなります。陰性症状には抗精神病薬の効果は限定的です。早くから生活指導を根気強く行う必要があります。

3）緊張型統合失調症

　上述したように緊張病症状は、うつ病、双極症、自閉スペクトラム症などでも認められます。妄想型あるいは破瓜型の統合失調症症状の経過のなかで、興奮や昏迷が重なったときに緊張型統合失調症と呼ばれていました。発病は感情的ストレスなどのあとに急激に生じて、ふつうは比較的短期間のうちに消失します。

4．経過

　経過はおおまかには4つに分かれます（図7-1）。
- 回復・寛解型：初回エピソード回復後は寛解ないし、ほぼ寛解がつづきます。
- 再発・寛解型：再発を繰り返しますが、その都度ほぼ寛解します。
- 再発・重症化型：再発を繰り返して次第に重症化してゆきます。
- 慢性・重症化型：症状が重症のまま慢性的に持続します。

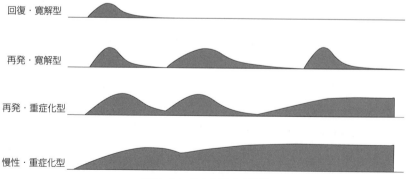

図7-1　統合失調症の経過
（山下格著、大森哲郎補訂『精神医学ハンドブック［第8版］』より引用）

　4つの経過型の比率は、おおまかにそれぞれ4分の1ずつと考えてよいで
しょう。回復・寛解型と再発・寛解型は妄想型が多く、再発・重症化型と慢
性・重症化型には破瓜型（解体型）が多い傾向があります。実際には、寛解
の基準のとりかたで比率も変わるし、治療や生活援助の方法・程度によって
も違いが出てきます。

5．発症と原因

　統合失調症に単一の原因があるわけではなく、発症には多くの要因が関与
します。図式的にいうと、さまざまな程度の遺伝的・体質的素因に、胎生期
以来のさまざまな環境要因や生活上の出来事が積み重なり、さらに脳の発達
過程や身体的条件（青年期の身体的変化、場合によっては依存性薬物の影
響）なども加わり、それらが脳機能変調をもたらして統合失調症の発症にい
たります（図7-2）。
　遺伝的・体質的素因については、一卵性双生児の片方が発症したときに、
もう一人が発症するリスクは50％程度です。遺伝的にまったく同じ一卵性双
生児のうち片方のみ発病するのは、遺伝以外のさまざまな環境要因の関与に
よります。患者さんの兄弟姉妹や子どもの発病率は10～15％であり、一般人
口での1％弱と比べると高いですが、10人中8～9人は発症しないのですか
ら、過度に心配する必要はありません。
　ご家族からみると、発病前の社会・心理的ストレス、たとえば試験の失

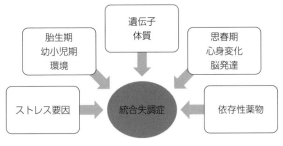

図7-2　統合失調症の発症要因

敗、職場の対人関係の困難、失恋や離婚などが引き金となったようにみえることもありますが、すでに病気がはじまっていたための失敗や困難であったかもしれません。また、子どものころから、感情の動きが少ない、時に奇妙な言動をとるなど、前駆的な徴候がみられることも少なくありません。統合失調症の発病には、うつ病や不安症などと比べると心理・社会的な出来事の関与が目立ちません。

　いずれにしても、何かひとつの原因を特定できるわけではないので、原因を詮索するのは有効な対処とはなりません。調子の悪いときは休養をとって症状の改善を優先するのが賢策です。ちなみに、原因がひとつに特定できず、いくつもの因子が関与して発症するのは、多くの生活習慣病でも同じです。たとえば糖尿病では、遺伝的・体質的素因に、さまざまな生活習慣（食生活、飲酒、運動、睡眠）が促進要因となり、さらに身体的条件（肥満や加齢変化）が重なって発症します。統合失調症の発症も生活習慣病と似ていますが、胎生期以来のさまざまな要因が積み重なっていると推定されていて、はっきりとわかっていないことも多いのが現状です。

6. 病態

　特有の妄想・幻覚をはじめとする統合失調症の症状は、相手の身になって感情移入してもとうてい理解することができないため、何らかの脳機能異常の存在が病気の発見当時から推定されてきました。

　現在までの研究で多くのことがわかってきましたが、なかでも有力なのは神経伝達物質のひとつであるドパミンの作用が強すぎるというドパミン過剰仮説です。その根拠となっているのは、ドパミンの作用を高める覚せい剤の乱用が統合失調症によく似た妄想・幻覚を引き起こすということと、統合失調症の妄想・幻覚を軽減する抗精神病薬がドパミンの作用を弱める働きをもつということです。これまでの研究から、中脳辺縁系という脳の領域でドパミンの機能が亢進していると考えられています。

　しかし、ドパミン過剰仮説は、陽性症状（妄想・幻覚）は比較的よく説明

することができますが、陰性症状（意欲低下、無気力、無関心）はあまりよく説明できません。陰性症状を含めた統合失調症全体の病態は、ドパミンを含むもっと広範な機能変化を含んでいることが推定され、現在も多くの研究が進められています。

7．治療と援助

治療について、1）こころへのアプローチ（精神療法）、2）脳機能へのアプローチ（薬物療法）、3）生活へのアプローチ（社会療法：作業療法、生活技能訓練、デイケア）、4）生活障害へのアプローチ（生活・就労支援）に分けて説明します。

1）こころへのアプローチ（精神療法）

治療は患者さんと医療者との長期にわたる二人三脚となります。これは特別なことではなく、からだの慢性疾患でも同じことです。たとえば糖尿病や高血圧では、患者さんは食事や運動などの生活習慣に気をつけ、受診のさいには症状の有無や程度を医療者と確認し合い、それに応じて医療者は薬やリハビリテーションなどを提供し、今後の方針を相談します。これと同じように、統合失調症では患者さんは受診のさいに、睡眠、食事、体調、家庭や学校や職場での生活状況を医療者に伝え、幻覚や妄想などの症状の有無や程度、気になる副作用の有無などを診察室や相談室で確認し合い、今後の対応を相談します。本人が自分の状態について訴え、医師（医療者）はそれを傾聴し、そのうえで必要な助言や説明を提供し、今後の方針を相談するという精神科診察の基本がつづきます。からだの病気と違って検査所見がないので、対面面接がいっそう重要になります。

2）脳機能へのアプローチ（薬物療法）

幻覚と妄想が主症状となる妄想型統合失調症で、経過が回復・寛解型または再発・寛解型の場合は、抗精神病薬による薬物療法が治療の主軸となりま

す。服薬さえ継続すれば、ほぼ元通りの生活に戻り、復学や復職や再就職が可能な人がたくさんいます。

① 抗精神病薬の効果

抗精神病薬は、統合失調症のすべての症状を改善するのではなく、幻覚と妄想（陽性症状）や不穏・興奮などを軽減させる作用が中心です。症状がそれらに限られる妄想型統合失調症ではしばしば著効を呈し、速やかに寛解状態をもたらすことができます。効果は飲んですぐからはじまりますが、十分な効果を得るには数週間の持続使用が必要です。ひとつの薬で効果が不十分のさいには、別の薬を試みると有効なことがしばしばあります。また、症状が改善したあとも、安定維持と再発予防のために長い年月の継続使用が大切です。

作用機序は、ドパミン受容体を介した神経伝達の抑制です。現在使用されているすべての抗精神病薬に共通してこの作用があります。1960年代から使用されていた薬物を定型抗精神病薬といい、2000年前後から導入された薬物を非定型抗精神病薬といいます。以前は複数の定型抗精神病薬を併用することが多かったのですが、現在では錐体外路症状の少ない非定型抗精神病薬のいずれかひとつを用いた単剤治療が一般的となっています。

② 副作用と対策

非定型抗精神病薬では軽減されているとはいえ、錐体外路症状は時々みられる副作用です。手指や下肢の律動的なふるえ、緩慢な動作、表情の乏しさ、前かがみの姿勢、小刻み歩行などのパーキンソン症候群でみられる症状が出現します。名状しがたい不快感からじっとしていられず、そわそわと立ち歩くアカシジア（静座不能）、長期間使用後に、顔面や舌が不随意に動く遅発性ディスキネジアも錐体外路症状に含まれます。

代謝系の副作用では、食欲亢進、体重増加が生じることがあり、持続するとメタボリックシンドロームにつながることがあります。また閉経前の女性では、乳汁分泌、月経不順、無月経などが生じることもあります。

この他、便秘、口渇、飲水量増加、心臓・肝臓機能障害、性欲・性機能低下なども生じることがあります。

　必要最小限の用量を使用すれば副作用を回避できることが多いですが、それでも出現するときは、さらに減量する方法と、別の薬に変更する方法があります。副作用が気になるときは主治医に伝えてください。薬によって効果や副作用に特徴があるので、その人に合った薬を見つけるのが大切です。

　③　薬の効果が乏しいとき

　はじめに使用した薬では効果がないときや副作用が生じたときは、薬の量を加減したり、別の薬に変更したりします。特徴の違う薬がたくさんあるなかから、主治医と相談しながら自分に合う薬を見つけるのが大切です。

　いくつかの抗精神病薬にも反応がないときや、どの薬も副作用で飲めないときには、クロザピンという薬がおよそ半数の患者さんで有効です。ただし、この薬の使用のためには4ヵ月ほど入院しなければなりませんし、無顆^{むか}粒^{りゅうきゅうしょう}球症をはじめとする重篤な副作用のリスクがあります。そのため、クロザリル患者モニタリングサービス（Clozaril Patient Monitoring Service：CPMS）に登録した医師・薬剤師のいる全国各地の医療機関において、頻回に採血しながら慎重に使用することになっています。

　また、気分変動、衝動性、攻撃性が症状に混入する場合には、気分安定薬や抗けいれん薬の併用が有効なことがあり、不安、緊張、焦燥が混入する場合には、抗不安薬の併用が有効なことがあります。

3）生活へのアプローチ（社会療法）

　幻覚と妄想などの陽性症状に加え、感情の動きの乏しさ、意欲や活動性の低下、物事への無関心などの陰性症状の比重が増してくると、抗精神病薬による薬物療法のみでは症状改善に限界が生じてきます。そこで役立つのが、さまざまな心理社会的治療です。薬物療法との併用によって、症状の改善が促進され、再発予防効果も高まります。

　第2章に記した①作業療法、②生活技能訓練、③デイケアの3つは、看護師、作業療法士、精神保健福祉士、公認心理師などが中心となって、多くの施設で日常的に行われています（→35頁参照）。

4）生活障害への生活・就労支援

　統合失調症の重症例では、現在の薬物療法と心理社会的治療を駆使しても、陰性症状や認知機能障害がなかなか消失しないことがあります。そうなると、症状が残存しているというよりも、一種のハンディキャップを負った状態がつづいていると考えたほうが現実的となります。視聴覚障害やからだの病気をもつ人がハンディキャップがあっても日常生活を送っているのと同様に、残存症状のハンディキャップがあっても、うまく社会生活を送る道を探します。このようなハンディキャップは医療の枠を超えて、むしろ福祉の対象となるもので、重症例に対する治療と援助には、医療関係者と福祉関係者の一致した協力が必要となってきます。

　生活するための基本中の基本は住居です。重症例ではしばしば入院期間が長くなりますが、退院後は家族のいる家庭に帰るのがもちろん最善です。それが家族の高齢化や本人の症状や生活能力などから困難なときは、援護寮、福祉ホーム、グループホームなどへの入居が選択肢となります。

　生活と療養の支援としては、看護師と精神保健福祉士が必要に応じて毎週1～2回訪問する訪問看護制度があります。それによって、本人の在宅・社会生活を援助し、家族の不安・負担を和らげ、症状に変動があるときは早く対応することによって再入院を防ぎ、あるいは早期に入院させて悪化を防ぐなど、多くの役割をはたすことが期待できます。

　就労は本人自身および家族の切実な願いです。最初の段階としては、かつて自主的に運営されていた小規模作業所があります。障害者総合支援法施行（2012年）後は、正式には**地域活動支援センター**と呼ばれるようになりました。作業の内容は、施設の性質や状況によってさまざまです。多少の小遣いを得ることが励みになったり、仕事の合間の遊びが楽しみになったりします。次の段階としては、就労移行支援や就労継続支援などの制度が用意されています。また、ある程度規模の大きい企業は、一定の割合で障害者を雇用することが決まっています。都道府県の障害者職業センター、ハローワークなどでも、ハンディキャップのある人のための就労支援活動が行われています。さらに、経済的支援としては障害年金制度（→38頁コラム参照）があり

ます。

　これらさまざまな制度の利用のためには、通院先診療施設、精神保健福祉センター、保健所の窓口で相談してください。

　統合失調症における生活障害（disability）は視聴覚障害やからだの病気のそれとは異なり、完全に固定的なものではなく、支援と援助を受けながら生活してゆくうちに、病気（disease）の部分も改善する可能性をもっていることは忘れるべきではありません（図 2 - 3 →37頁）。

8. 療養の心構え

1) はじめて病気になったとき

　はじめて病気になったときには、感覚が異様に過敏となって、周囲の様子が今までと違って見え、そのうち幻聴や妄想が生じますが、自分自身ではそれが幻聴や妄想であることを自覚することはとても難しくなります。幻覚や妄想を事実と思い込み、たとえば周囲からの監視を逃れるために転居する人がいますが、転居しても監視はやはりつづきます。電波による意地悪を解決するために警察に相談する人もいますが、漠然とした訴えに警察が取り合ってくれることはまずありません。

　この段階では、病院を受診してみる気持ちにはなかなかなりません。少数ながら家族や友人に勧められて一人で病院を受診する人もいますが、多くは家族にともなわれて不承不承受診することになります。

　しかし、自分自身でもどこか本調子ではなく、何か今までと違うという感覚（病感）をもっていることがよくあります。神経が異様に過敏になっている、あることないことがすべて気になる、考えが先走る、不安が募る、なぜか落ち着きがないなどは、なんとなく自覚しているかもしれません。不眠、食欲低下、疲労感、体調不良などをともなうことも少なくありません。それらのために学業、仕事、対人関係などの日常生活に支障をきたしていることもよくあります。

　このような、自分自身でもなんとなく感じている不調感、神経過敏、疲労

状態、不眠、食欲不振なども治療によって改善します。もちろん、家族や友人が心配する幻覚や妄想も改善します。治療導入が早いほど改善が速やかなので、できるだけ早期に受診して、治療を受けるようにしてください。

　最近では、比較的初期の軽症段階での受診が増えてきて、外来で治療できることが多くなってきました。家族が見守って自宅療養できる環境が整っていれば、ある程度症状が強くても外来で治療できます。しかし、不眠や食欲不振がつづいて疲弊している場合や、気持ちが落ち着かなくて不穏になっている場合などは、入院したほうがずっと安心です。もし自傷行為に及んでいたり、家族や周囲に対する暴力・暴言が抑えられなくなっていたりすれば、ぜひとも入院治療を受けるようにしましょう。

2）病名を知り、病気を理解する

　初診時に、特に不承不承受診したときに、いきなり幻覚や妄想を異常心理だと指摘されても受け入れるのは難しいですし、統合失調症という病気について唐突に説明されても十分納得することができません。医師のほうでも、とりあえずそのときの状態に合わせ、抑うつ状態、疲労状態、神経過敏状態、不安不穏状態などの暫定的病名のもとに療養を勧めることが多いかと思います。

　しかし、ある程度落ち着いてきた段階で、統合失調症という正式の病名を主治医から伝えられることになります。病名を知り、その病気について理解するのは、これから先の病気との長い付き合いのためにとても大事なことです。

　医師の説明には、統合失調症は100人に１人弱の頻度で発症する病気であること、原因ははっきりわかっていないが脳機能変調のために起こる病気であり、誰の責任でもないこと、放置すると進行しやすいが、抗精神病薬服用を含む適切な治療を受けると症状をコントロールできること、しかし再発しやすい病気なので回復後も安定維持と再発予防のために治療継続がとても大事であること、などが含まれることでしょう。

　もちろん一度聞いただけではわからないことが多いのは当然ですが、初期

の段階できちんと病名を聞いておくことは、今後の対策のために有益です。病気の基本的な理解があると、再発兆候の早期の察知、薬物療法の効果や副作用の評価、生活技能訓練や就労支援などのリハビリテーションの利用、社会復帰のための対策などを円滑に進めることができます。療養をつづける間にもいろいろ聞いてみたいことが出てきます。疑問がわけば、そのつど質問するようにしてください。最近ではネット上で易しい解説（→120頁参照）を閲覧することもできます。

3）初発時と再発時の療養と生活再開

　初発時や再発時は、入院治療ならもちろんですが、外来治療を選択したときも、学校や職場はいったん休むことをお勧めします。幻覚や妄想が強いときは、頭のなかも混乱していますから、学業や仕事ははかどらないし、いつも通りに周囲の人と付き合うのも難しくなります。無理して頑張っていると、心身ともに疲弊し、病気もこじれてしまうし、幻覚や妄想に左右された言動は、これまで築いてきた人間関係に亀裂を入れかねません。まずはいったん退却して、ゆっくり休養できる体制を作るのが良策です。主治医と相談すれば、休養が必要という診断書をもらえます。学校や職場へ提出する診断書は必ずしも正式病名ではなくてもよいので、統合失調症という病名がはばかられれば、心身症とか敏感状態などの代理病名にしてもらえます。

　初発時や再発時の症状（幻覚と妄想）が落ち着いてきたら、徐々に日常生活の再開へと進みますが、焦りは禁物です。重症のからだの病気から回復したときと同じように、リハビリテーションの期間をおきましょう。上述した回復・寛解型または再発・寛解型の経過であれば、ふつうは復学や復職が可能ですが、症状が尾を引いているときは、もとの生活能力や作業能力を取り戻すまでにはだいぶ時間がかかります。

4）安定維持と再発予防の時期

　統合失調症はとても再発しやすい病気です。症状が改善し、日常生活を再開し、復学や復職をはたしても、服薬はそのまま継続することがとても大切

です。すっかり調子がよいと服薬を忘れやすいし、何度か飲み忘れてもすぐ
には調子が悪くなりません。そうすると、もう止めても大丈夫かと思いがち
です。しかし、はじめて病気になったときでも、回復後に抗精神病薬の服薬
を中止すると、1年以内に限っても、再発する確率は70％にもなります。再
発した場合には、次に再発する確率はもっと高くなります。毎日継続して薬
を飲むことによって症状の安定を維持し、再発を防ぐことができるのは、糖
尿病や高血圧の人が毎日服薬して安定を維持し、進行を防ぐのと同じです。

　では、いつまで薬を飲めばよいのでしょうか。全員に通じる一般的な通則
はありません。薬を止めても再発しない人も少数ながらいるようですが、そ
れを事前に予想することはできません。どうしても薬を止めたいときは、中
止の前にまずは減量を考えるのがよいです。2～3年以上症状が完全に消失
していて、日常生活でも学校や職場でもまったく支障がないなら、主治医と
相談しながら薬を減らしてみるのは選択肢です。そのさいも急激に減らすと
再発につながるので、慎重に月日をかけて少しずつ減らします。もし、服薬
が複数になっていて睡眠薬や抗不安薬が含まれているときは、まずはそちら
の減量と中止が先です。睡眠薬や抗不安薬を中止しても、ふつうは再発には
つながりません。抗精神病薬の減量は最後にまわします。抗精神病薬を減量
して調子が不安定になれば、もとの量をつづけます。何度か再発した人は、
糖尿病や高血圧の薬と同じように無期限に継続するのが安全です。

5）症状が残るとき

　統合失調症の経過はさまざまです。服薬さえしていれば、すっかり元通り
の生活に戻る人もいる一方で、経過で説明した再発・重症化型と慢性・重症
化型の場合は症状が残ります。残存する症状はさまざまで、幻覚と妄想が根
強く持続することもありますが、多くはむしろ陰性症状（感情の動きの乏し
さ、活動性の低下、社会生活への無関心など）と認知機能障害（状況判断、
処理能力、遂行能力などの低下）が主体となります。これらの症状に対して
は、薬物療法とともに生活へのアプローチ（社会療法）が役立ちます。作業
療法、生活技能訓練、デイケアなどに参加してリハビリテーションをつづけ

ましょう。そこでは、同じ病気の仲間との交流が生まれますし、気の合う友人ができるかもしれません。

　ただし、陰性症状や認知機能障害は、それでもなかなか消失しないことがあります。そうなると症状が残存しているというよりも、一種のハンディキャップを負った状態がつづいていると考えたほうが現実的です。ハンディキャップを負っていても、それなりに生活を充実させてゆく道を探すのが大切となります。最近では、さまざまな生活支援や就労支援が用意されています。主治医や医療スタッフの助言や支援を受けながら、残存する障害を前提とした生活のしかたを工夫してゆきましょう。

9．家族と周りの人にできること

　統合失調症の症状は、正常心理とは異質のものであり、感情移入しても理解するのが難しい症状です。身近でその言動を目の当たりにする家族は、どう対応したらよいのか、途方に暮れることもあるでしょう。

　幻覚と妄想は理解しにくい症状の代表ですが、本人にとってはありありと体験している "事実" です。家族には幻聴は聞こえないし、監視されているとも感じないという立場は堅持しながら、本人の訴えを本人の偽らざる体験として受けとめます。頭ごなしに否定したり、理詰めに説得したりしたくなりますが、否定や説得では幻聴や妄想は消えません。いったん治療で改善した体験を経ると、本人自身でも「また聞こえてきた」と病的体験であることが理解できるようになることがよくあります。

　無気力、無関心などの陰性症状については、怠けているように見えるかもしれません。しかし、本人も好き好んで無気力になっているわけではなく、こころのエネルギーが枯渇して、やむなくそのようになっています。目に見えないハンディを負っているのが統合失調症の患者です。

　家族が、批判したり、叱ったり、励ましすぎたり、あまりガミガミ言うと、本人の感情的な安定を損ない、病気の再発にもつながることが知られています。ほどほどに距離をおいて、本人の状態を受け入れ、家のなかで本人

の役割（洗濯、配膳、片づけなど）を作るなどして、一人前の人間として認めるのがよいのです。しかし、言うは易くで、実際にうまく対応するのはなかなか難しいことです。仕事もせずにだらしなく寝起きするのを毎日見ざるをえない家族の気持ちは、察するにあまりあります。長丁場になるので、ご家族のメンタルヘルスも大事です。通院先の医療機関のスタッフに相談したり、精神保健福祉センターや保健所などの相談機関とコンタクトをとったり、家族会に参加したりするのはよいことです。

　作業療法やデイケア参加など、外に出る機会があるとよいですが、もしひきこもってしまったときには、訪問看護を依頼する方法もあります。自立支援医療（通院医療費軽減）、精神保健福祉手帳（医療費軽減、公共料金免除、税金優遇など）、就労支援、障害年金などの諸制度（→38頁コラム参照）は利用できるものは利用しましょう。

　家族をしばしば悩ませるのは、薬を飲みたがらないという問題です。服薬の必要性については主治医やスタッフから繰り返し説明してもらいましょう。副作用が気になるなら、それを回避する薬に変える、服薬が煩雑なら、服薬回数を減らす、あるいは月に一度の注射製剤に変更するなどの方法があります。同居する家族は本人の言動にいつも身近で接しています。他にも気がかりがあれば、主治医やスタッフへ相談してください。

［参考ウェブサイト］
・日本神経精神薬理学会　統合失調症薬物治療ガイド2022——患者と支援者のために
　https://www.jsnp-org.jp/csrinfo/img/szgl_guide_all2022.pdf

第 **8** 章
睡眠の病気

１．不眠症

　悩み事を抱えていたり、嫌な出来事があったりすると、なかなか寝つけ
ず、寝ついてもすぐ目が覚めてしまいます。からだの不調があっても寝つき
が悪くなります。また、うつ病や双極症などの病気では、気分や意欲の変化
にともなって睡眠の変動が生じます。つまり、睡眠は、心理・環境要因によ
っても、からだの変化によっても、脳機能変化によっても影響を受けます。
睡眠の変化がみられるときには、からだの病気やこころの病気が隠れている
可能性を考える必要があります。

　一方で、睡眠の変化は固有の疾患としても出現します。なかでも最も多い
のは、いわゆる不眠症です。成人の５人に１人が不眠を訴え、20人に１人が
睡眠薬を服用していると推定されています。

１）症状
不眠症は４つのタイプに分かれます。
- **入眠困難型**：布団に入ってもなかなか寝つけない
- **中途覚醒型**：途中で何度も目が覚める
- **熟眠感欠如型**：ぐっすり眠った感じがしない
- **早朝覚醒型**：朝早く目が覚めてしまう

　このうち最も多いのは入眠困難型ですが、実際にはいくつかの型が混在し
ていることも少なくありません。翌日に気がかりな用事があるさいや、旅先

の慣れないベッドで眠るさいに、なかなか寝つけないことは誰にでもあります。そのような些細なきっかけで生じた不眠が、何日かつづいてしまうことがあります。すると、今晩は眠れるだろうかと心配になり、気持ちが緊張して、ますます寝つきにくくなります。せっかく寝入っても途中で目が覚めると、緊張がぶり返してなかなか再入眠できません。このようにして睡眠不足が持続すると、日中に倦怠感、集中力低下、不安感、頭重感、めまいなどのからだの不調が生じます。そうなると治療を要する不眠症です。逆にいうと、自覚的には十分には眠れていなくても、日中の活動に支障がなければ、あまり気にしなくてもよいのです。調べてみると客観的にはある程度睡眠時間がとれていることもよくあります。

2）治療

　不眠は、すでに説明したように、からだの不調やこころの病気の存在によって影響を受けるので、それらの関与があれば、その対処や治療が不眠の解決につながります。それらの関与が少ないさいには、不眠症として不眠改善を目的とした治療がはじまります。

　生活習慣や睡眠習慣に関する工夫では解決しないときは、睡眠薬が使用されます。2010年代以降は、メラトニンやオレキシンという脳内物質に作用点をもつ新規睡眠薬が優先的に使われるようになってきました。ふらつきなどの副作用が少なく、止めたいときに止めやすく、これまでの睡眠薬以上に安全に使うことができます。

　新規睡眠薬では効果が不十分のときには、ベンゾジアゼピン受容体という脳内部位に作用点のある従来型の睡眠薬が使われます。短時間作用型と中長時間作用型とあり、前者は入眠困難に、後者は中途覚醒の解決に向いています。通常は安全な薬ですが、服薬後や中途覚醒時の記憶が抜けることがあること、高用量で長期に使用すると止めにくくなること（依存形成）、副作用のふらつきが特に高齢者では転倒につながることなどが注意すべき点です。

3）療養の心構え

①　就寝・起床、食事の時間を一定に保つ

たくさん寝ようとするとついつい早く床につきたくなりますが、それは逆効果となります。眠気のないうちから横になってもなかなか眠れず、寝つけないことに焦りを感じ、するとますます寝つけなくなります。いつも通りの時間に就床するようにします。人間には遺伝的に、1日25時間の睡眠・覚醒リズムが備わっていて、起床、食事、活動などにより絶えず「時計合わせ」をして24時間の生活をしています。就寝、起床、食事、活動のリズムを保つことが安定した睡眠につながります。週日に寝不足だと、休日は朝が遅くなりがちですが、朝寝坊は1時間以内がよいでしょう。

②　睡眠時間にこだわらない

睡眠は年齢によっても変わります。幼児は長時間眠るし、若者は深く眠ります。高齢者は、幼児のように長く眠ることも、若者のように熟睡することもできません。これは加齢による正常な変化で、実は高齢者は睡眠時間は短くてもよいのです。また個人差も大きく、4〜5時間で足りる人もいれば、10時間は必要な人もいます。日中の活動に支障がなければ、睡眠が短くなったことに悩む必要はありません。すぐにからだを悪くすることも、脳に悪影響を与えることもありません。

③　日中は光を浴びて、適度な活動を

強い光には体内時計を合わせる働きがあります。朝を明るく過ごすのが大切です。また、日中の活動や適度な運動による身体的な疲労が眠りを促進します。夜の強い照明やパソコン・スマホ画面の凝視は、覚醒を高めて入眠を妨げてしまいます。

④　環境と生活習慣の工夫

寝室は適温の静かで暗い部屋が最適です。気温によってはエアコンは必須でしょう。もし明かりが入る部屋ならアイマスクも役立ちます。コーヒーやお茶などのカフェインを含む飲み物は、夕方以降は控えるのが賢明です。またお酒は、寝つきをよくする面もありますが、睡眠の質を落とし、途中覚醒や早朝覚醒を増やします。依存に陥るリスクもあります。

⑤　睡眠薬を上手に使う

　最近の睡眠薬はとても安全になっています。特に現在最もよく使用される睡眠薬（オレキシン受容体阻害薬やメラトニン受容体作動薬）は、副作用も少なく依存性もないので安心して使用できます。昔の睡眠薬は使うと癖になりやすかった（つまり依存性があった）ので、最小限の頻度で使うようにと医師や薬剤師が指導することがありましたが、飲んだり飲まなかったりすると、飲まない日にはかえって眠れなくなってしまいます。安全な睡眠薬を規則的に服用して睡眠習慣を取り戻し、眠れるようになったら減薬を図るのがよいです。

⑥　睡眠薬を飲んでも眠れないとき

　睡眠薬を飲んだのに眠れないと、不眠症の人はますます不安が募ります。すると、効くはずの薬も効きにくくなってしまいます。通常は、少量から処方されるので主治医と相談のうえ増量してもらう、あるいは別の薬を処方してもらう、などの方法もあります。寝つきもよく途中覚醒もない完璧な睡眠を望むのは当面は難しいので、ある程度でも眠れるようになれば、しばらくは妥協して様子をみるという手もあります。

　いくつかの睡眠薬が無効なときは、単なる不眠症ではなく、別の病気のための不眠の可能性もあります。悩み事や困り事がつづいているときは、その解決のための相談が役立つかもしれません。うつ病、不安症などの他の病気があれば、それを見落としたままでは不眠の改善はうまくゆきません。他にも気になる自覚症状があれば、それも主治医に伝えるようにしましょう。

4）家族と周りの人にできること

　中途覚醒や熟眠感欠如を訴える人のなかに、次節に述べる**睡眠時無呼吸症候群**や **REM 睡眠行動障害**が混入していることがあります。睡眠中の無呼吸や異常言動は本人には自覚できません。疑わしいときは、様子を主治医に伝えてください。家族の目に代わって、腕時計型の睡眠記録装置やスマホのビデオ記録を利用することもできます。

2．その他の睡眠障害

　不眠症に比べると頻度は低いですが、他にも睡眠関連の病気があります。簡単に紹介します。

1）日内リズム睡眠・覚醒障害
　睡眠・覚醒リズムの「時計合わせ」ができない病気に、明け方に眠りについて昼起きる睡眠相遅延症候群や、睡眠時間が毎日遅れる非24時間性睡眠・覚醒障害があります。いずれも十分な検査と、ビタミンB12の服用や毎日一定時間強い光を浴びる光療法などの特殊な治療が必要です。

2）むずむず脚症候群
　夜間に脚がむずむずして、じっとしていられず、脚を動かすと楽になります。そのため、なかなか寝つけません。女性に多く、中高齢者に多い傾向があります。抗精神病薬を服用しているさいには、その副作用のアカシジアで類似の状態になることがあります。

3）睡眠時無呼吸症候群
　睡眠中にしばらく息が止まる病気です。閉塞性と中枢性と2つのタイプがあり、閉塞性は、肥満体型の人に多く、睡眠中に上気道が圧迫されて狭くなり、いびきをかいて、そのうち無呼吸が出現します。中枢型は、脳の呼吸中枢からの信号が途切れて無呼吸が生じるので、いびきは目立ちません。いずれにしても頻回の無呼吸のため眠りが浅くなり、睡眠量が不足するので、日中にすぐ眠り込んでしまいます。

4）ナルコレプシー
　特徴的な4つの症状が出現します。①通常では眠気が生じないような状況でも急に居眠りに陥り（睡眠発作）、②驚きなどの感情変化とともに筋肉の

力が抜けて物を取り落とし（情動脱力発作）、③入眠時に意識があるうちにからだが動かない「金縛り」の状態になり（睡眠麻痺）、④同時にいろいろなものが見えたりする、鮮やかな幻覚が現れます（入眠時幻覚）。ただし、③睡眠麻痺と④入眠時幻覚だけなら、健康な人にも生じることがあります。

5）REM 睡眠行動障害

夢を見ているとき（REM 睡眠期）に、大声の寝言や手足の激しい運動が出現します。重症例では、寝床から出て粗暴な行動などがみられます。高齢者に多く、パーキンソン病やレビー小体型認知症の前駆症状のことがあります。

第 **9** 章
摂食症

　睡眠同様に、食欲や食行動は、心理・環境要因によっても、からだの病気によっても、こころの病気によっても大きく影響を受けます。食欲や食行動の変化がみられるときには、からだの病気やこころの病気が隠れている可能性を考える必要があります。一方で、食行動そのものの異常が中心となる病気があります。**神経性やせ症**と**神経性過食症**です。スリムな体型に価値をおき、ダイエットを賛美する社会文化的背景のなかで摂食症の患者が増えています。

1．神経性やせ症（拒食症、神経性無食欲症）

　本人自身の意志による意図的な食事制限とそれによる体重減少が特徴です。女性に多く、10代後半の発症が最も多いですが、それ以降にも発症します。時には男性に起きることもあります。**神経性無食欲症**あるいは**拒食症**ともいわれますが、食欲そのものが低下するわけではありません。女性の有病率は1％弱程度と推定されていますが、調査方法や診断基準によってかなりの幅がみられます。

1）症状
①　摂食の制限と低体重
　客観的には特に太っていないのに、厳しいダイエットを断固としてはじめます。きっかけは、ぽっちゃりしているといわれた、友達より足が太い、もっとスマートになりたい、スポーツ成績のために減量したいなど、さまざま

です。きっかけがあまりはっきりしないこともあります。カロリーの高い食物を極力避け、野菜と果物しか食べないなど、極端な食事制限をつづけるようになります。

その結果、体重がどんどん減少します。成長期ならば、成長に見合う増加が止まります。他の特徴に加え、Body Mass Index（BMI＝体重 kg÷身長 m²）が18.5以下になると、この病気と診断されます。BMI18.5以下は、身長が160cmとすると体重47kg以下が該当します。

② 体重増加に対する恐怖

体重が減って痩せているにもかかわらず、体重増加に強い恐怖を感じ、少しでも（100グラムでも）体重が増えると絶望的な気持ちになります。そのため、ますます強く食事を制限し、カロリーを消費するために歩きまわります。食べすぎたと思ったときは、喉に指を入れて嘔吐したり（自己誘発性嘔吐）、下剤を使ったりします。

③ ボディイメージの障害

客観的にも数値的にも痩せすぎが明らかであるにもかかわらず、自分の体重が低すぎること、自分の体型が痩せすぎであることを正しく認識できなくなります。血色が悪く、肌もかさかさになり、骨が浮き出るようになっても、低体重と痩せすぎの深刻さを理解できなくなってゆきます。

④ 精神面と身体面のその他の症状

初期には、体重が減ると一時的には高揚した気分になり、頭もさえたように感じますが、食事制限と体重減少がつづくうちに、イライラしたり落ち込んだりすることが多くなります。自傷行為や自殺念慮も生じます。

身体面では、女性では無月経が起き、成長期では第二次性徴の発達も遅れます。体重減少がさらに進むと、全身倦怠感が強くなり、身体的に衰弱し、感染症などへの抵抗力も失い、脱水、貧血、肝機能異常、腎機能異常、電解質異常、骨粗しょう症など、さまざまな身体的異常が生じます。

⑤ 制限型とむちゃ食い・排出型

摂食制限の反動でむちゃ食いが生じたり、体重減少や増加防止のために自分で嘔吐したり、下剤や浣腸を使用することがあります。このようなむちゃ

食いや排出行動をともなうタイプを**むちゃ食い・排出型**と呼んでいます。このタイプは、長期化するとしばしば神経性過食症に移行します。むちゃ食いや排出行動のないタイプを**制限型**と呼んでいます。

2）病態

　神経性やせ症は1970年代まではまれな病気でしたが、その後どんどん増加してきています。当初は10代後半の少女の発症例が主で、女性としての成熟を拒否する心理がこの病気の根本的な原因とみなされていましたが、青年期や成人期での発症や、子をもつ親になってからの発症例もあり、また男性例も時にはみられることから、そればかりではないと考えられています。また、発症のしかたも、学校、職場、家庭での心労や過労、あるいは軽いかぜなどをきっかけにして、いつのまにか摂食が低下して、意識的なダイエットをしないにもかかわらず、病気に陥ることもあります。自尊感情が低い場合、いったん痩せはじめると、痩せることが自己効力感の支えになって、摂食制限を止められなくなる傾向があります。また、摂食制限をつづけると、からだや脳の働きにも著しく変化が生じます。食べないでいるうちにふつうに食べられなくなるという心理・生理的メカニズムも、病気の成り立ちに関与しているようです。発症のメカニズムは単純ではありません。比較的まれですが、うつ病や双極症の抑うつエピソードに重なって神経性やせ症の症状が現れることもあります。

3）治療

　治療は他のこころの病気と同様に、こころへのアプローチ（精神療法）、脳機能へのアプローチ（薬物療法）、そして生活へのアプローチ（摂食行動および生活全般のリハビリテーション）から成り立ちます。摂食症は重症化すると生命リスクのある身体疾患という側面が加わる点は要注意です。

　①　治療導入前のアセスメント

　治療に先立って、または並行して、必要な範囲で身体的および精神科的なアセスメントを行います。身体的なアセスメントとしては、体重（BMI）測

定、血糖や電解質や心電図などの評価、内分泌異常や婦人科疾患の有無、CT や MRI による脳器質疾患の有無の検索などが含まれます。

　精神科的アセスメントには、食事制限や過食・嘔吐などの食行動異常の程度を評価することはもちろんですが、他のこころの病気（うつ病、双極症、強迫症、社交不安症など）の併存の有無、性格傾向（完璧主義、強迫傾向、過剰適応傾向など）、社会適応レベルなどが含まれます。初診段階での治療意欲の有無と程度も大切な評価項目です。

　②　こころへのアプローチと生活（食行動）へのアプローチ

　自発的受診はまれで、多くは心配した家族に病院に連れてこられます。その場合は、本人自身は極端な食事制限も急激な体重減少も、あまり問題視していないか、それを認めたくない気持ちが強いのがふつうです。本人の語りを共感的に傾聴しながら、摂食制限と痩せが持続することの医学的なリスクについて丁寧に説明し、現在の状態をつづけることで長期的には本人の思い描く将来像ともかけ離れてゆくことに気づいてもらうようにします。

　本人が「このままではいけない」という気持ちをもてれば、段階的に目標体重を決めて、少しずつ摂食量を増やすように取り組んでもらいます。体重増加は医学的には改善ですが、本人にとっては強い不安と混乱をもたらします。その点を共感的に理解しながら、粘り強く相談と支援と励ましをつづけます。

　③　脳機能へのアプローチ（薬物療法）

　神経性やせ症自体に有効な薬物はありませんが、経過中には不眠、不安、抑うつ症状、強迫症状などがしばしば出現します。それらの随伴症状の治療のために薬物療法が導入されることがあります。薬物療法によって随伴症状が軽減されると、心理社会的治療への導入も円滑となります。

　④　入院治療

　低栄養による身体異常が著しく、生命のリスクがあるときは、入院治療が必要となります。

4）療養の心構え

①　相談と病院受診

　自分では病気だと思えないのがこの病気の特徴です。初期には、ふつうのダイエットとあまり変わりませんし、体重が減ると達成感が得られます。痩せが進行すると、今度は病気を否認する気持ちが強まります。このままではいけないという気持ちよりも、このままでいたい気持ちのほうが強いかもしれません。一人でこの病気と向き合ってゆくのは難しいことです。最初の相談相手は家族でも学校や職場の相談室担当者でもよいですが、回復してゆくためにはこの病気のことをよく知っている医療者（医師、心理師）が一番頼りになります。

②　日常生活の維持

　頭のなかが食べ物のこと、体重のことばかりとなって、他のことへの関心が薄れ、何をしても集中できなくなります。家にこもるとますます食べ物と体重のことに没頭してしまうので、なるべく登校や出勤はつづけましょう。他の日常活動や趣味や楽しみもできるだけ継続するようにします。

③　体重のコントロール

　痩せが進めば、長期的には健康も生活も将来も失ってしまいます。食事量を増やし、体重増加に転じなければなりません。しかし、体重増加こそ本人が最も恐れることになってしまっています。医療者はその気持ちもよく理解しています。はじめから標準体重を目指す必要はありません。主治医や担当心理師と相談して、段階的に達成可能な目標体重を設定して、そこに近づけてゆきましょう。

④　山あり谷ありの道を超えて

　比較的軽症のうちに、このままではいけないという気持ちになって、数ヵ月から1〜2年で抜け出す人もいますが、何年も摂食制限と体重減少がつづいてしまう人もいます。すると、貧血や低血糖などのからだの変化、抑うつ気分、不安、焦燥などの気持ちの変化、自傷行為や衝動行為などの行動の変化などの付随的な問題も重なってきます。極度に痩せたときには生命の危険が高まるので、入院治療が必要です。しかし、神経性やせ症は回復可能な病

気です。気長な療養が大切です。

5）家族と周りの人にできること

① 病気を受け入れる

神経性やせ症になったのは、親が悪いわけではなく、育てかたが悪かった
わけでもありません。家族は自責的になる必要はまったくありません。どう
して食べたくないのか、気持ちを聞いて、病気として受け入れましょう。そ
れを取り除けば病気が解決するような原因があるわけではないので、原因詮
索は避けます。また、他の誰かと比較するのは避けましょう。回復を待って
いるという気持ちは伝えます。

② 家族は常食、本人は病人食

家族はいつも通りの食事をとってかまいません。本人はカロリーを減じた
「病人食」を食べていると考えればよいです。摂食を強要せず、食べないこ
とを叱責する必要もありません。家族からはあきれるほど少食にみえても、
本人は体重増加の恐怖と戦いながら「病人食」を頑張って食べています。頑
張っていることは評価しましょう。

③ 問題行動への対応

病気が長引くと、さまざまな問題行動が発生します。家族の食事内容や食
べかたに注文をつけることがありますが、応じると要求がエスカレートして
収集がつかなくなります。一定のルールを決めなければなりません。食べ物
の万引きがみられることがありますが、これも家族がもみ消したり、帳消し
にしたりするのではなく、本人が自分の小遣いで弁償するなど、自分で責任
をとるようにします。

④ 治療者との連携

医療者から治療方針をよく聞いておきましょう。そのうえで、食行動や問
題行動に対する家族の考えを一致させ、対応方針を一貫させるのが肝腎で
す。家族や周囲の人に反発するように、治療者にも不満をもったり反発した
りすることもあります。それが短絡的な治療中断にならないように注意しま
す。

2．神経性過食症

　繰り返される過食（むちゃ食い）のエピソードと体重増加を避けるための代償行動（嘔吐や下剤使用など）が特徴です。女性の有病率は1〜3％程度であり、一般に神経性やせ症よりも発症年齢はやや高く、20代が中心です。

　むちゃ食いや代償行動がみられても、体重の減少が強ければ、**神経性やせ症むちゃ食い／排出型**と診断されます。神経性やせ症むちゃ食い／排出型と神経性過食症との境界はあいまいで、相互の移行、特に前者から後者への移行はよくあります。

　なお、過食エピソードはあっても頻度が低く、体重が正常範囲にあり、月経もみられるときは、**むちゃ食い症**という別名があります。また散発的なやけ食いは、やけ酒と同じく、病気には含まれません。

1）症状

①　むちゃ食いエピソード

　信じがたいほど大量の食物（たとえば、ふつうの食事のあと、菓子パン8個、おはぎ3個、チョコレート5枚）を、いつもとはまったく違うスピードで詰め込みます。食べたいのでも、味がおいしいのでもないのに、ただ夢中で食べつづけ、食べるのを止めることができません。むちゃ食いは、極端なダイエットの反動としてはじまることが多いですが、仕事に追われて食事もせずに寝る生活がつづいたときや、スポーツ成績向上のため頑張って減量したあとに起きることもあります。また「やけ食い」とか「慰め食い」をするうちに、むちゃ食いが習慣化することもあります。

②　体重増加を防ぐための不適切な代償行動

　むちゃ食いを止めることはできず、かといって太るのは嫌なので、むちゃ食いのあとで、大量に水を飲んだり、喉に指を入れたりして嘔吐します。下剤や浣腸を過度に使用することもあります。むちゃ食いのあとは数日間ほとんど何も食べないことや、水分もとらずに過剰な運動に励んだりすることも

あります。

③　体型や体重へのこだわり

神経性やせ症とは違い、極端に痩せていることはありませんが、自己評価や自尊感情は体型や体重の影響を過剰に受けていて、体重が増えると絶望的な気持ちになったりします。

④　精神面と身体面のその他の症状

気持ちが落ち込み、無気力で、食事のことしか頭にない状態に陥り、自傷行為や自殺念慮がしばしば生じます。うつ病が重なることも少なくありません。問題行動としては、食べ物の万引きがまれならず生じます。

身体的には、神経性やせ症のように生命に関わるような重篤な状態は少ないですが、頻回の嘔吐による胃酸の影響で虫歯、歯の変形、知覚過敏、歯槽膿漏などが起こります。嘔吐や下痢がつづくと、血液中の電解質のバランスが崩れ、不整脈などの原因となります。

２）病態

神経性過食症についても、さまざまな仮説が提唱されています。過食と排出行動のはじまりは、食事制限の反動、やけ食い、気晴らし食いなどさまざまですが、反復しているうちに空腹感や満腹感が麻痺してしまいます。こうなると、もはや気のもちようだけでは過食発作を抑えられなくなります。臨床的に選択的セロトニン再取り込み阻害薬（SSRI）が発作の抑制にある程度有効なこと、またしばしば顕著な抑うつ症状が併発することなどから、この暴食衝動の背景には、心理的要因だけではなく、何らかの脳機能変化が推定されています。その意味では、心理・環境要因から飲酒がはじまって、脳機能変化も生じてくるアルコール依存症と類似しています。

３）治療

治療は神経性やせ症と重なる面があります。他のこころの病気と同様に、こころへのアプローチ（精神療法）、脳機能へのアプローチ（薬物療法）、そして生活へのアプローチ（摂食行動および生活全般のリハビリテーション）

が含まれます。

①　治療導入前のアセスメント

体重の程度にもよりますが、身体的問題は神経性やせ症よりは程度が軽いことが多いです。それでも、神経性やせ症に準じて一通りの検査は受けましょう。

精神面では、他のこころの病気（うつ病、双極症、強迫症、社交不安症、アルコール依存症など）の併存の有無、性格傾向（完璧主義、強迫傾向、過剰適応傾向など）、社会適応レベルなどは大切な評価項目です。

②　こころへのアプローチと生活（食行動）へのアプローチ

好きでもない食物を人に隠れて獣のように大量にむさぼり食い、すぐトイレで吐くという自分の行動を情けなく思い、その衝動に抵抗できない自分に絶望と自己嫌悪をいだいています。同時に、本当は止めたいという気持ちももっていて、それを何とかしたいという気持ちももっています。本人の苦悩を共感的に傾聴し、心身を巻き込んだ病気であって、性格の弱さや人格の未熟さなどとは直接関わりないことを説明します。むちゃ食いが生じる状況を明らかにし、そういうときに他の対応はとれないかを考えてゆきます。日中はほとんど絶食し、夜にむちゃ食いというパターンとなっていれば、食事と生活のリズムを取り戻すよう指導します。

③　脳機能へのアプローチ（薬物療法）

抗うつ薬のひとつである選択的セロトニン再取り込み阻害薬（SSRI）が、抑うつ症状の有無とは無関係に過食衝動の制御にある程度有効であることが知られています。使うさいには少量から開始し、常用量まで増量して、しばらく効果をみます。

不安、抑うつ、強迫症状などが随伴するさいには、それらが薬物療法である程度改善すると、神経性過食症自体の治療も円滑となります。

④　入院治療

下剤や利尿薬の大量使用がつづくとき、併存するこころの病気（うつ病など）が重症化したときなどは入院治療が適切です。

４）療養の心構え

①　食事のリズムを取り戻す

　日中は絶食して夜に暴食・嘔吐し、それを代償するために翌日はまた絶食し、その反動で夜にまた暴食・嘔吐するという悪循環に陥ることがよくあります。夜の暴食・嘔吐を少なくするために、日中の食事を少しずつ増やし、食事と生活のリズムを取り戻してゆきます。もし過食してしまったら、過食と嘔吐の連動を切り離すために、嘔吐をしばらく（30分でも）我慢してみます。

②　過食と嘔吐が起こる状況

　家で自室にこもるとき、家族が寝静まったあと、あるいは休日に一人で過ごすときなどと場面は限定していることが多く、何かストレスや自己不全感を感じるときに繰り返し起きます。どういう状況で生じるのか、そのときどういう対処方法が可能かを治療者とともに考えます。

③　日常生活の維持

　過食と嘔吐を繰り返しながらも、仕事や家事などは積極的につづけます。旅行や合宿や宿泊研修などが、回復のきっかけになることもあります。

④　回復への道のり

　回復にはしばしば長い時間がかかります。伴走してくれる治療者と相談をつづけながら、一回でも暴食の発作を減らすよう、生活のしかたを工夫してゆきます。抗うつ薬だけではなく、抗不安薬や睡眠薬が役立つこともあります。

５）家族と周りの人にできること

①　病気を受け入れる

　神経性やせ症からの移行なら、すでに病気との付き合いも長くなっているかもしれませんが、焦らず回復を見守ってください。過食症からの発症では、しばらく家族は気がつかないこともあります。食後に長くトイレにこもる、トイレに嘔吐物臭がする、自室に大量の食べ物があるなどから気づいて、びっくりすることがあります。本人の気持ちを聞いて、病気として受け

入れてください。それを取り除けば病気が解決するような原因があるわけではないので、原因詮索は避けて、受診を促し、解決の道を探します。

② 食生活のリズム

過食と嘔吐を止めることは、傍目には決意ひとつで実行できるように思いがちですが、いったん悪循環に陥ると、抜け出すのはなかなか難しいことです。規則的な食生活を時間をかけて取り戻してゆく必要があります。一回でも過食と嘔吐が減れば、努力していることを評価しましょう。

③ 問題行動への対応

病気が長引くと、神経性やせ症と同様に家族の食事内容や食べかたに注文をつけることがありますが、応じると要求がエスカレートして収集がつかなくなります。一定のルールを決めなければなりません。食べ物の万引きは、神経性やせ症以上によく生じますが、家族がもみ消したり帳消しにしたりするのではなく、本人が自分の小遣いで弁償するなど、自分で責任をとるようにします。

④ 治療者との連携

家族で食卓を囲むのはよいことですが、食事量や内容に口を挟むと言い争いになりがちです。治療方針をよく聞いて、食行動や問題行動に対する家族の考えを一致させ、対応方針を一貫させるのが肝腎です。治療には長い時間がかかるのがふつうです。

［参考ウェブサイト］
・摂食障害ポータルサイト　https://www.edportal.jp/index.html

第**10**章

児童・青年期のこころの不調

　こころの病気の原因は、「こころ」の次元と「脳」の次元とに大きく分けられることを第1章「こころの病気の原因と分類」で説明しました。このことは児童・青年期のこころの不調についても当てはまります。児童・青年期においても10代以降になると、適応反応症（適応障害）、解離症、社交不安症、強迫症、うつ病、双極症、統合失調症などの成人期でみられる病気が発症しはじめます。心理・行動面に問題が生じたときには、これらの病気の可能性も考えなければなりません。

　一方で、児童・青年期に特有のこころの不調もあります。本章では、そのうちの代表的なものについて説明します。

1．不登校とひきこもり

　不登校とは「30日以上、何らかの心理的、情緒的、身体的、社会的な問題があるため、学校へ行きたくとも行かれない、あるいは行かない状態（文部科学省の基準）」をいい、病気ではありません。幼稚園や小学校低学年でも、母親から離れるのがひどく不安（分離不安）で、そのための学校嫌いがみられますが、多くはあまり長引かず、解決もしやすいものです。しかし年齢が上がると、事情が複雑になり、中学1年ころから急に増えてきます。不登校が非行と結びつくこともありますが、大多数の子どもは自宅や自室にひきこもり、学校はなんとか卒業したが、そのままひきこもりがつづくという事態も生じます。不登校自体は、学校制度がなければ存在しない問題であって、それ自体が病気ということはありませんが、本人にとっても、保護者に

とっても、悩ましい問題です。

1）はじまりの要因

　学校、家庭および本人の要因に分けられますが、しばしば複合的に作用します。また長期化するにつれ、学校に行かないことがまた行けない原因になるという悪循環が起きやすくなります。

　①　学校の要因

　友達との関係では、裏切られた、意地悪された、無視された、友達ができない、教師との関係では、ひどく叱られた、理解してもらえない、誤解されたなどがきっかけとなります。もっと漠然と、学校が楽しくない、勉強が嫌いなどの理由からはじまることもあります。

　②　家庭の要因

　家庭が安心できる場所であれば、子どもは学校での出来事を率直に話せます。逆に、過度の期待や厳しい叱責は子どもにプレッシャーになります。また、家庭内の不和や家族の病気などのために、子どもが不安をいだいていると、学校での些細な出来事が引き金になって登校を放棄します。

　③　本人の要因

　不登校は決してわがままではありませんが、性格傾向は関係することがあり、緊張しやすく敏感な子どもは、教室での出来事や変化に適応しにくい傾向があります。授業に興味を失うと登校のモチベーションが下がります。

　注意しなければならないのは、背後にこころの病気が潜んでいる場合です。後述する**自閉スペクトラム症**や**注意欠如・多動症**などの発達障害（神経発達症）は、知的レベルに問題がなくても学校生活への適応を妨げます。チックや吃音なども登校をしぶるきっかけになります。また、社交不安症は小学校低学年から、強迫症、うつ病は小学校高学年から、統合失調症も中学生から発症がみられます。これらの病気のはじまりが、不登校という形で現れることがあります。

2）経過

不登校のはじまりはしばしば身体症状で、朝起きたときに腹痛、吐き気、嘔吐、あるいは頭痛、めまい、だるさなどを訴えます。しかし、昼すぎにはたいてい消失して、元気になり、小児科を受診しても、特に病気はないといわれます。

多くは数日経つと自分で、あるいは友達の誘いで、学校に行くようになります。また自分の悩みを友達や母親に話すうちに、行けるようになることもあります。別に悩みはない、ただ疲れたので少し休みたい、ということもあります。保健室登校から登校を再開できることもあります。

少し長引くと、様子を見ていた父母も心配が高じ、厳しく登校を促します。本人も明日には行こうと思って用意をして寝ても、朝になるとどうしても行く気持ちにならず、部屋に逃げ帰ります。教師が訪ねてきて、それなりに話をし、勉強の進み具合も教えてくれます。自分でも学校に行けずに悩み、親から叱られ、教師の訪問を受けたことに、事態の深刻さを感じます。自分でも親や教師の心配がわからないわけではありませんが、一方では親の叱責や教師の介入は、自尊心を傷つけ、自信を失わせる出来事でもあります。

そうこうするうちに、何かのきっかけから、あるいは特にきっかけがなくとも、ふと登校できることもありますが、さらに長引くと、いよいよ気持ちが苛立ち、絶望的な気分になります。勉強を放棄して、部屋にこもってゲームをして過ごし、家族には不機嫌な態度をとり、食事も部屋に運ばせて一人で食べたりします。

3）結果（転帰）

おおまかに３つの方向があります。１つ目は、父母がこの機会にはじめて子どもの気持ちをよく理解し、子どもも人間的にいっそう成長して、そのままあるいは１年遅れても登校を再開する場合です。２つ目は、他校へ転校したり、フリースクールへ通ったり、高校なら通信制へ移ったり、検定試験に挑戦したりして、大学まで進学したり、自分なりの職場に勤めたりする場合

です。3つ目は、父母や教師との関係がうまく修復できず、暴力や互いの無視、閉じこもりなどの生活がつづいて、社会生活のための経験が身につかず、友達もうまく作れず、いわゆるアイデンティティ（社会のなかの自分の精神的位置づけ）がもてずに、大人になるまでの長く苦しい青春期を過ごす場合です。どこかで仕事につくことも多くありますが、就職がうまくゆかないと、ひきこもりが長期化することがあります。

4）家族と周りの人にできること

背景がさまざまですから、対応もさまざまとなります。

①　親が焦らない

親が焦ったり、叱責したり、登校を無理強いすると、子どもはかえって何も話せなくなります。勉強は遅れても取り戻せますし、義務教育では欠席が長引いても卒業できないことはまずありません。また、親や家族が自責的になる必要はありません。居心地がよいから家にいたいという面もあります。

②　子どもの気持ちを中心に

子どものこころは微妙で、大人には何でもないことが重大に見えています。登校しない理由や登校できる条件も確かめず、登校だけ無理に勧めても、なかなかうまくゆきません。登校とは別に、子どものこころを聞くことができると、結果として登校につながることがあります。

③　悪者探しをしない

問題のありかを調べようとすると、すぐ悪者探しになりかねません。そのため、問題が単純化され、本当に役立つ解決の方法が見えなくなってしまいます。親からは学校や教師の対応に問題があるようにみえたり、教師からは家庭に問題があるようにみえたりするかもしれませんが、関係者の冷静な対応が肝腎です。

④　第三者の介入

とはいえ、本人、家族、担任教師はいわば当事者なので、冷静な対応や判断が難しいことがあります。第三者の立場から問題を広く客観的にとらえるために、経験の豊かな教師や養護教諭、あるいはスクールカウンセラーの援

助が役に立ちます。

⑤　相談機関の利用

少し長期化した場合には、専門家に相談するとよいです。精神保健福祉セ
ンター、児童相談所、児童相談センター、児童家庭支援センターなどが相談
を受けつけています。即効性の解決策はないとしても、家族の不安や焦りへ
の援助となります。最近では、医療機関でも相談を受けつけていることもあ
ります。相談なら子ども本人を連れてゆく必要はありません。

⑥　医療機関受診

こころの病気が背景にあるさいには、それへの配慮なしには不登校の解決
は困難です。発達障害（自閉スペクトラム症、注意欠如・多動症）、チッ
ク、吃音、社交不安症、強迫症、うつ病、双極症、統合失調症などがありう
る病気です。自宅での様子を、養護教諭、スクールカウンセラーあるいは相
談機関に伝えると、受診の必要性について助言してもらえます。

不登校とひきこもりが長期化すると、暴力行為、自傷行為、ゲーム依存、
摂食異常などが出現することもあります。そのような場合も、相談機関ない
し医療機関を訪ねてください。

2．注意欠如・多動症

注意欠如・多動症は、英語病名 Attention Deficit Hyperactivity Disorder
の頭文字を取って ＡＤＨＤ ともいわれます。不注意、多動、衝動性を特徴
とし、頻度は軽症のものを含めると学童の５％前後とされ、男女比は２：１
程度です。幼児期から症状が現れ、年齢とともに多動は改善するものの、不
注意は比較的長くつづき、衝動性についてはさまざまな経過をたどります。

ＡＤＨＤ は脳の発達の段階での何らかの特性に起因するものであって、親
のしつけが悪いわけではなく、本人の性格が悪いわけでもありません。

1）症状

①　**不注意**

周りからの刺激に気を散らせやすく、勉強や遊びに集中できません。ひとつのことにとりかかっても、すぐ別のことをはじめてしまいます。相手の話もよく聞かず、大事な持ち物をすぐなくし、宿題や日課を忘れやすく、物事を計画的に進めることが苦手で、学校や職場でのケアレスミスが多くなります。

②　多動と衝動性

幼児期から落ち着きがなく、活発に走りまわり、すぐ迷子になります。小学校では、静かにするように言われても、絶えずからだや手を動かし、机の間を走り、教室から飛びだします。高学年になると、教室にはとどまれても、しきりにしゃべり、相手が質問しているうちに答えを言おうとし、友達とゲームをしても自分の順番が待てずに割り込みます。物にぶつかったり、転んだりして生傷が絶えません。しばしば感情的・攻撃的で、気に入らないと誰とでもケンカをし、友達から避けられるようになります。

2）経過

成長とともに症状は改善してきます。特に多動は10歳ころから次第に少なくなります。しかし、不注意はなおつづくことがしばしばあります。周囲から落ち着いて慎重に行動するように注意を受け、自分でも気づくようになりますが、衝動的な動きを抑えきれずに悩みます。集中できなくて勉強が手につかなかったり、衝動的に非行などに巻き込まれたりすることもあります。問題行動がつづき叱責ばかり受けつづけると、自尊感情が傷つき投げやりな気持ちになって、怠学や非行に走るなどの二次的な問題に派生することがあります。青年期以降にも症状が残存するときは、ケアレスミス、うっかり忘れ、物事の段取りの悪さ、複数課題の並行遂行困難などのため、大学、職場、家庭などでの適応に困難をきたします。

3）診断

ADHDは、不注意と多動 - 衝動性の両方の症状がそろっているタイプと、不注意が優勢にみられるタイプ、多動 - 衝動性が優勢にみられるタイプに分

けることができます。

　ただし、症状の程度は軽度から重度までさまざまです。不注意や多動は多くの子どもにみられ、動くのが好きでじっと座っているのが苦手な子どももいて、病気との境界がはっきりあるわけではありません。家庭で虐待を受けると落ち着きなく反抗的になることもあるので、注意を要します。

　青年期あるいは成人期になって、仕事の段取りが苦手、忘れ物が多い、うっかりミスが多い、片づけができないことなどから、自分で ADHD を疑って病院を受診する人もいます。そういう場合も、幼少時から学校や家庭での様子を振り返って検討しないと正しい診断はできません。また、不注意や落ち着きのなさは、双極症、気分循環症、統合失調症を含む他の病気でもみられるので、総合的に検討が必要です。

　なお、自閉スペクトラム症や知的発達症（知的障害）では、ある程度の多動や不注意がみられることがよくありますが、程度が著しい場合は ADHD の併存とみなし、2 つの病名を併記します。

4）治療と支援

　多動や不注意や衝動性は、学業達成や学校生活への適応を妨げ、不適応や問題行動がつづくと自己評価が低下し、さまざまな二次的な問題へとつながります。

　①　こころへのアプローチと生活へのアプローチ

　ADHD が単なる性格やしつけの問題ではなく、脳の機能の問題であることを保護者や学校関係者は理解しておきましょう。病気の特徴を理解したうえで、関係者が協力して、根気強く指導してゆきます。望ましくない行動を取り除き、望ましい行動を増やすためには、望ましくない行動を叱るのではなく、望ましい行動を褒めるのが有効です。そのために保護者を対象としたペアレント・トレーニングのプログラムが用意されています。

　②　脳機能へのアプローチ（薬物療法）

　ADHD の症状の緩和に、ノルアドレナリン神経に作用するいくつかの薬物やドパミン神経に作用する中枢刺激薬が有効です。この効果を利用しなが

ら、生活面の支障を最小限とし、二次障害の発生を防ぐようにしてゆきます。これらの薬物は、青年期以降の不注意や衝動性の緩和にも役立ちます。

5）日常の工夫と、家族と周りの人にできること

①　脳の特性であることの理解

ADHD は脳の特性であり、親のしつけや育てかたが悪かったわけではなく、保護者は何も責任を感じる必要はありません。かといって、子どもの性格や心掛けの問題でもありません。子ども自身は、自分で気をつけていても、多動や不注意のために家庭や学校でさまざまな問題行動を起こしてしまいます。脳の特性という理解が解決の出発点となります。

②　不適切な行動を叱るのではなく、好ましい行動を褒める

多動、忘れ物、不注意ミスは、学校でも家庭でも叱られこそすれ、褒められることはありません。叱責ばかり受けていると、何をやってもうまくゆかない自分に嫌気がさし、否定的な自己イメージをもちやすくなります。学業も交友もうまくゆかないと、気持ちが不安定となり、場合によっては怠学、非行、自傷行為、粗暴行為などにつながります。不適切な行動を過剰に叱責するのではなく、好ましい行動がとれたときに褒めるようにします。

③　日常生活の具体的工夫

家庭では、学校にもっていくもののリストを作り、前日に持ち物を用意し、自分の持ち物の整理整頓の習慣を作るなどの工夫をします。勉強や作業などは、10〜15分など集中できる最短時間に区切って練習してみます。学校では、机の位置や掲示物などを配慮して、授業に集中しやすくなる方法を考えます。

④　薬物療法の利用

薬物によって注意力がいくらかでも向上し、多動が多少とも軽減されると、それだけでも学校での適応が改善しますし、さまざまな日常生活の工夫も行いやすくなるという好循環につなげることができます。薬物は万能ではなく、使用への抵抗感もあるかもしれませんが、うまく役立てられるよう主治医と相談してください。

3．自閉スペクトラム症

コミュニケーション能力と社会性に乏しいことと、興味や行動が限局していて柔軟性に欠くことを特徴とします。以前は、言語能力や知能の障害の少ないものを**アスペルガー症候群**と呼び、それらが顕著なものを**自閉症**と呼んで、2つを分けていましたが、現在では両者をまとめて自閉スペクトラム症としています。診断基準にもよりますが、1％前後の頻度で、男女比は2～4：1で男児に多いです。

かつて自閉スペクトラム症は親の養育に起因するとされた時代がありましたが、現在では脳機能の発達の問題と考えられています。多くが出生時早期から症状を現すこと、また半数以上に知的発達の遅れがみられること、青年期までに15～30％前後にけいれん発作がみられることなどがその根拠です。

1）症状
①　社会的相互関係（対人関係）とコミュニケーションの障害

乳児のときから母親に抱きつかず、あやされても喜びません。母親の後追いをせず、よく迷子になります。相手の表情や動作の意味が十分わからず、自分でも仕草や指さしで要求を伝えられず、相手の腕をつかんで欲しいもののところに持っていったりします（**クレーン現象**）。長じても、相手のまなざし、表情、仕草、雰囲気などを自然に感じとることが苦手で、仲間が笑うときも自然に一緒に笑えません。

言葉によるコミュニケーションも不得手です。読み書きはできても、相互にやりとりする会話が苦手です。それでも年長になると、次第に改善し、特に知的レベルや言語能力が高いと、会話自体には不自由はなくなってきます。しかし、相手の言葉のニュアンスをうまくとらえられず、「適当に」「ほどほどに」などのあいまいな言葉が苦手です。いつ、どこで、誰に、何をするとよいか、具体的に言われると行動できます。会話中にも、話題と関係のないこと、あるいは毎度同じことを話しつづけて、相手が我慢して聞いてい

ることに気づきません。話しかたの特徴として、語調が甲高く、抑揚がなく一本調子のことがあります。

②　限局的で柔軟性に欠ける行動、興味、活動のパターン

興味や関心の対象が限定され、それに頑固に執着します。たとえば、同じミニカーを同じ形に並べ、決まった遊びをいつまでも繰り返し、外出すると往復ともいつもの同じ道を通りたがります。やや年長になると、地図や時刻表などに熱中して、他に興味を移しません。家具や飾りの置きかたが変わることや、食事時間や出発時間のわずかな変更を嫌がります。遊びでも勉強でも、自分なりのやりかたやルールに徹底してこだわります。極端な偏食になることや、決まったものしか着ないこともあります。こだわりは成人後もつづき、特定の物事や行為に執着することが珍しくありません。

③　その他の症状

上記の症状に重なって、幼少期にはさまざまな対応困難な言動がみられることがあります。たとえば、思い通りにならないと、大声をあげて相手に体当たりしたり、自分のからだを壁にぶつけたり、せわしなく走りまわったりします。ひたすら確認を繰り返したり、音や光や色に対し過敏に反応したりすることもあります。長じて、ふだんは落ち着いた生活ができるようになっても、確認行為の中断や予定の変更を強いられたときなどに急に不穏・興奮をきたすことがあります。

2）診断

子どもの個性はさまざまで、愛想のよい子も、引っ込み思案な子も、神経質な子も、無頓着な子もいます。また、発達の進みかたやコミュニケーションの得手不得手には個人差がありますし、物事への好き嫌いやこだわりは、ある程度はどの子どもにもみられます。自閉スペクトラム症の程度も、ADHD同様に、軽度から重度までさまざまです。どこからが病気という境界がはっきりあるわけではありません。診断は、症状がそろった典型例では明らかですが、微妙な例では経過をみながら慎重に判断します。

知的レベルが高く、言語の習得に問題がない自閉スペクトラム症、すなわ

ちこれまでアスペルガー症候群ともいわれていたタイプでは、青年期や成人期になって対人関係や社会適応に悩んで、はじめて相談機関や医療施設を訪ねることがあります。そのさいの診断には、幼少時の生活・行動に自閉スペクトラム症に特徴的な症状が軽度ではあってもみられることを十分確認する必要があります。

なお、自閉スペクトラム症には、知的発達症やADHDが併存することもあります。また、けいれん発作が起こることもあります。

3）経過

ふつうの子どもたちと同様に、自閉スペクトラム症の特性をもつ子どもたちも、家庭や学校の経験を通して社会生活を学び、心理的に成長してゆきます。成長とともに特性が表立っては目立たなくなってゆきますが、対人関係やコミュニケーションが苦手なことや物事に独特のこだわりをもちやすいという特性自体は持続します。この特性は周囲には理解しにくいので、叱責やいじめの対象となることがあります。また本人は、自分は何をやってもうまくいかない、と感じることがあります。このストレスや挫折感が、身体症状（頭痛、腹痛、食欲不振など）、精神症状（憂うつ、不安、緊張など）、問題行動（不登校、ひきこもり、自傷行為、暴言・暴力など）の二次的な発生につながりかねません。

知的能力が高くて学業成績がそれなりによいと、小中学校ではちょっと変わった子とみられるくらいで、問題視されずに通り抜けます。複雑な対人関係が必要な時期になってから、悩みや不適応が顕在化してくることがあります。自分がみなと違うという感覚に深く悩んだり、対人関係や就職がうまくゆかなかったり、家庭生活がつづかなかったり、さまざまな形で問題が生じることがあります。本人が深く悩んでいる場合も、周囲が対応に戸惑っている場合もあります。

4）治療と援助

対人関係やコミュニケーションが苦手なことや独特のこだわりは、交友関

係の形成や学校生活への適応を妨げ、それらがさまざまな二次的な問題へとつながります。治療と援助目標は、苦手な領域の成長をサポートすること、得意な領域を生かす方法を探すこと、それによって環境への適応レベルを高めて二次的な問題の発生を防ぐことです。

①　こころへのアプローチと生活へのアプローチ

家族・保育・教育関係者が独特の特性に早く気づいて、診断から対策へとつなげてゆくのが大切です。アプローチの中心となるのは、医療教育（療育）と呼ばれるものであり、苦手な領域の機能の成長をサポートするために、教育機関、福祉施設、医療施設などが連携して行うハンディキャップをもつ子どもたちへの教育活動です。地域には療育のための施設がありますし、保育や教育機関で円滑に治療プログラムが実施できるよう医療関係者がサポートすることもあります。交友関係や学校生活で、本人が孤立し疎外されるのを防ぐとともに、得意なことを伸ばし、苦手なことを補って、それぞれの個性を生かした適応のしかたを考えてゆきます。

青年期あるいは成人期になってから不適応行動や精神症状をきたしてはじめて診断された場合は、知的発達症をともなわないことが多いですが、対人関係の悩み、学校や職場での不適応感は決して軽くはありません。抑うつ気分、不安感、絶望感への対応が必要となることもあります。

②　脳機能へのアプローチ（薬物療法）

社会性（対人関係）やコミュニケーション能力を直接改善できる薬物療法はありません。薬物療法は、二次的な問題に対して使用されます。攻撃性、興奮、多動に対して非定型抗精神病薬が、抑うつ、強迫症状に対して抗うつ薬が、気分変動や衝動性に対して気分安定薬がしばしば用いられます。また、ADHDの併存やけいれん発作の出現があれば、それらに対応した薬物療法が行われます。

5）日常の工夫と、家族と周りの人にできること

①　脳の特性であることの理解

自閉スペクトラム症は、単なる性格やしつけや育児の問題ではなく、脳の

機能の特性です。しつけや育児の問題ではないので、保護者は何も責任を感じる必要はありません。学習や運動の得手不得手のように、コミュニケーション能力にも大きな個人差があることは教育現場でも認識しなければなりません。子ども自身からみると、悪気なく行っていることが家庭や学校で問題視され、他の子どもには自然にできることが自分にはできないと感じます。

② 得意なことと苦手なこと

得意なことと苦手なことが著しくはっきりしています。得意なことができたときには褒めて、苦手なことはできなくても叱るのではなく、苦手なことを保護者が認識するようにします。本人自身も苦手なことを自覚できるようになるのは大事です。自閉スペクトラム症の人にまれにみられる特定領域における特殊能力のことを**サヴァン症候群**といいますが、そこまでゆかなくても何か得意なことが見つかります。

③ 日常生活の「明確化」「見える化」「ルーチン化」

苦手なことのひとつに、あいまいな言葉があります。「それ」「あれ」などのその場の指示語や、「そのうちに」「しっかりと」などの具体性のない言葉は意味が伝わりません。具体的な言葉で話しかけ、指示は「いつ」「どこで」「何を」を「明確化」して伝えます。

また、話し言葉を聞くよりも、文字やイラストを見たほうが理解しやすい傾向があります。たとえば、起床から登校までの一連の動作を、文字とイラストで掲示して「見える化」しておくと動作が円滑になります。

よく言われるように「空気を読む」ことや臨機応変な対応は苦手です。一方で、決まったことをその通りに実行するのは得意です。日常生活の基本ルールを「ルーチン化」して守るようにします。ルール変更や予定変更には混乱するので、事前によく説明するようにします。

また、感覚過敏には、聴覚なら、部屋の物音に配慮する、イヤーマフをつけるなど、視覚なら、カーテンを引く、遮光メガネをするなどの実際的対応が役立ちます。

④ 成長の促し

子どもは親の愛情を受け、言動を受容され、自分という存在を承認されて

成長してゆきます。ふつうの子どもが成長するように、自閉スペクトラム症をもつ子どもも成長します。知識も増え、学校生活にも次第に順応してゆきます。成長が他の子に追いついてもゆきますが、特性そのものは持続します。運動や音楽の苦手な子どもが、運動能力や歌唱力がそれなりに向上しても、やはり苦手に変わりないのと同じかもしれません。苦手なことが劣等感や挫折感につながらないことが大切です。

⑤　学校での支援

子どもの成長のために、家庭についで重要な環境は学校です。学校では知識や技能を身につけながら、社会で生活してゆくための基本を学びます。ここでも、自分が周りから好かれ、自分のすることが一定の範囲で受け入れられ、自分の値打ちを認められることが、自尊心、自信、自制心につながります。

自閉スペクトラム症では、その特性の程度だけではなく、知的レベルの程度やADHD併存の有無などによって、個性や適応力は大きなバリエーションがあります。それに配慮した教育が行われなければなりません。特性と症状が軽度なら、それに合わせた多少の工夫のもとに通常の学級で学ぶことができます。特性と症状が強いときには、特別支援学級や特別支援学校などにおいて専門的な配慮のもとで少人数で学ぶこともできます。

⑥　青年期・成人期

得意と不得意がはっきりしているのは青年期以降も変わりありません。臨機応変な対応や微妙な対人関係は苦手で、定められた日課の遂行や明確なルールの順守は得意です。得意を生かし、不得意を補います。本人自身が深く悩んでいるときは、医療機関を受診して、助言をもらうとよいでしょう。家族や周りの人が困っているときも、医療機関での相談は役立ちます。一般的には「明確化」「見える化」「ルーチン化」は青年期以降にも有効です。

［参考ウェブサイト］
・発達障害ナビポータル　https://hattatsu.go.jp

コラム　病気と普通の境界

　かぜを引いた、それが治って元気になった。こういう場合は、病気と普通の状態にはわかりやすい区別があります。しかし、病気と普通の間には、いつも明確な境界があるわけではありません。たとえば、血圧は低い人も高い人もいます。あまり高いと心筋梗塞や脳梗塞などさまざまな病気のリスクが著しく上がるので、上（収縮期圧）が140mmHg 以上、下（拡張期圧）が90mmHg 以上では高血圧という病気とみなされます。上が120mmHg 以下、下が80mmHg 以下なら普通とされ、普通と病気の間はいわばグレーゾーンです。糖尿病にも明確な境界はありません。空腹時血糖が126mg/dL 以上を糖尿病型とし、110mg/dL 未満を普通としています。ここにも普通と病気の間にはグレーゾーンがあります。高血圧や糖尿病などでは、病気と普通はどこかではっきりした区別があるのではなく、連続的につながっています。

　こころの病気の場合でも、病気と普通の間にははっきりした境界はなく、連続的につながっているようにみえることがあります。その代表的な例が、注意欠如・多動症であり、自閉スペクトラム症です。注意欠如・多動症でみられる不注意や多動は、程度はさまざまでも多くの子どもにみられ、動くのが好きでじっと座っているのが苦手な子どももいます。大人でも、うっかりミスが多く、ちょっと気移りしやすい人もいます。自閉スペクトラム症に関しても、子どもでも大人でも、コミュニケーションの得手不得手はありますし、物事への好き嫌いやこだわりはある程度は誰にでもみられます。病気と普通の間にはグレーゾーンがあって、グレーゾーンの中にも、病気に近いところから普通に近いところまで幅があります。

　では、グレーゾーンのときの対応はどうすればよいでしょうか。高血圧や糖尿病では、放置すると進行する心配がありますから、病気に近いグレーゾーンなら病気に準じた対策が勧められています。注意欠如・多動症や自閉スペクトラム症では、対応はもっと個別的となります。暖かく成長を見守るのがよいこともあるし、診断はつかなくても早期の対応や支援が役立つこともあります。逆に診断がついても、病気自体は進行するわけではなく、むしろ成長とともに緩和することが多いので、不登校などの二次的な問題の出現には注意しながらも、経過を見るという対応もありえます。青年期や成人の場合でも、狭義の治療というよりは、個性や特性をうまく生かすという方策が適切なこともあります。

　病気と普通の境界は、明確な検査指標のないこころの病気では、高血圧や糖尿病よりも難しい問題といってもよいかもしれません。

第**11**章

アルコール依存症

　アルコールは百薬の長ともいわれるように、上手に飲めば人生の楽しみとなり、社会生活に潤いを与えます。半面、肝炎、膵炎をはじめ、多くの生活習慣病の重大なリスク要因となり、しばしば犯罪、事故、家庭不和などの社会的問題の背景因子ともなります。アルコールには精神的にも身体的にも依存性があるため、常習的に過剰に飲酒していると、アルコールなしではいられない依存症に陥ります。現在アルコール依存症にかかっている人は、基準のとり方によって幅がありますが、成人男性では数％、女性では１％程度と推定されています。

1．症状

1）依存症

　検診で肝機能異常を指摘されたことや、二日酔いで仕事に支障をきたしたことがある人は少なからずいるものです。この段階から飲酒の回数や量がさらに増えると、依存症に陥るリスクが高まります。

　依存症になると、常に飲酒の誘惑に駆られ、いったん飲みはじめるとほどほどで止めることができません（**精神的依存**）。次第に多少飲んでもよい気分にならなくなり、どんどん酒量が増えます（**耐性形成**）。アルコールが切れかけると気分や体調に変化が生じるようになり、イライラして、落ち着かず、手指がふるえ、冷や汗が出てきます（**身体的依存**）。お酒を飲むとすぐ治まるので、朝に一杯、昼にも一杯と、日中の飲酒が増えます。

　次第に飲酒以外のことへの興味がなくなり、仕事熱心だった人が仕事もな

おざりになり、友人や親戚との付き合いも義理を欠くようになります。肝機能異常を指摘されても真剣には受けとめず、家族が節酒を促しても聞く耳をもちません。飲酒の害に本人も薄々気づいていても、どうしても飲酒を止める気持ちになれません。

2）離脱症状と振戦せん妄

　依存状態となってからもさらに飲みつづけると、お酒をちょっと控えたときや身体的に疲弊して酒量が落ちたとき、あるいは急病や事故で入院したときなどに**離脱症状**が生じます。手指や全身の粗大なふるえ、発汗、不眠、不安、不機嫌な状態が出現し、時には情景的な幻視や全身けいれん発作などが現れることもあります。

　離脱状態は、しばしば**せん妄**と呼ばれる状態に進展します。せん妄は、意識がくもって周囲の現実を正しく認識できないにもかかわらず精神活動は活発な状態で、ちょうど夢のなかでもがいているような状態です（→183頁コラム参照）。アルコール離脱のときの特徴的なせん妄は、特別に**振戦せん妄**と呼ばれています。典型的には粗大な手指のふるえ（振戦）があり、現実味をおびた幻視が活発となり、不穏で粗暴になることがあります。

　周囲の現実の認識ができないので、助言や指示がうわの空になります。水分と食事がうまく補給できず、脱水状態となって発熱をきたします。放置すると生命の危険があるので、この状態となったときは入院を要します。

3）急性アルコール中毒

　アルコール中毒はいわゆる泥酔状態です。注意力低下、感情不安定、発話不明瞭となり、歩行は千鳥足となります。重度になると昏睡状態に陥ります。一気飲みは、急速に中毒症状が進んで命の危険があります。

　なお、アルコール依存症を通称で「アル中」と呼ぶことがありますが、これは依存症を昔は慢性アルコール中毒と呼んだことの名残であり、正式の病名ではありません。

4）妄想・幻覚と記憶障害

　アルコールに起因して、幻覚や妄想あるいは記憶障害が生じることがあります。アルコール幻覚症では、飲酒中止時あるいは大量飲酒後に急に活発な幻聴や被害妄想が現れます。ふつうは数日から数週以内には消失します。これとは別に、心理社会的要因も加わって嫉妬妄想が生じることもあります。

　アルコール依存症で、食事の偏りからくるビタミン B1の欠乏のためにウェルニッケ脳症が発症することがあります。意識がくもり、眼球の動きが制限され、歩行がふらつくのが典型的な症状です。早く診断してビタミンを補給すると回復が期待できますが、進行例では死亡することもあり、回復しても記憶障害と作話をともなうコルサコフ症候群が残ることもあります。

5）抑うつ、不安、不眠、疲労感

　アルコール依存症では、酩酊から覚めると、しばしば抑うつ、不安、緊張、焦燥、疲労感などに襲われます。すると仕事も付き合いもうまくゆかず、その苛立ちからまた飲酒に駆り立てられます。逆に、うつ病や不安症の人が、気をまぎらわすために飲酒に走り、二次的に依存症に陥ることもあります。アルコール依存症と抑うつ不安状態は、どちらが先にしても悪循環的に相互に増悪します。両者が重なると、自殺リスクが高くなるので、注意しなければなりません。

2．病態

　こころの病気の原因は、①心理・環境要因、②脳機能要因、③脳構造要因の３つがあって、しばしばそれらが複合していますが（→15頁参照）、アルコール依存症はその好例です。

　飲酒がはじまり、酒量が次第に増えていく背景には、飲み仲間との付き合いやストレス解消といった心理・環境要因がありますが、酔いの快感や睡眠促進などの効果はアルコールの脳への直接の作用に基づいています。また、お酒に強いか弱いかは遺伝体質的に決まっています。アルコールの脳への作

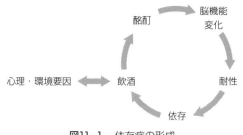

図11-1　依存症の形成

用には次第に耐性が生じて、飲酒量を増やさないとよい気分になれなくなるし、寝つけなくなります。耐性が高じてくると脳に病的機能変化が生じ、お酒なしでは脳がうまく働かなくなり、お酒が抜けると不快な気分になったり、手がふるえたり、時には全身けいれんを起こしたりと、離脱症状を呈するようになります。こうなると、こころの問題であるとともに脳機能の異常という問題ともなっていて、気のもちようだけでは飲酒を止めるに止められません。かといって、飲みつづけていれば病的機能変化はますます進行し、もとに戻らなくなります。飲酒によって心理的に追い詰められ、家庭や仕事が犠牲になります（図11-1）。

　また、大量に飲酒すると食生活のバランスが崩れ、栄養の偏りが生じます。低栄養のためのビタミン不足から、ウェルニッケ脳症やコルサコフ症候群のように不可逆的な脳病変が生じることがあります。

3．治療

1）断酒が原則、条件によっては節酒

　アルコール依存症は、飲むと自分では適量に止められない状態で、ブレーキの壊れた自動車にたとえられます。壊れたブレーキは簡単には直らないので、解決はアクセルを踏まないことです。もともと飲まない人が幸せに暮らすように、飲まずに幸せに暮らせばよいのです。この自明かつ簡単な方法は、実際には「言うは易く行うは難し」の方法です。

　アルコール依存症は、「否認」の病といわれてきました。本人は、自分は
アルコール依存症ではない、いつでも酒は止められると考えて、周囲の助言
に耳を貸しません。「否認」というよりは「両価的」と言ったほうが実情に
近いこともあります。つまり、お酒の問題に薄々気づき、このままではいけ
ないという反省が内心生じているのですが、一方では酩酊を求める欲求がき
わめて強く、依存症であることを認める気持ちにならないのです。

　回復への出発点は、アルコール依存症は「脳の病気」であって、その病気
からの根本的な脱却には断酒しかないことを理解することです。

　家族からみると、しばしば本人は嘘つきで、意志薄弱で自己中心的で無責
任です。いくども酒を止めると約束しては翌日にはその約束を破り、借金の
始末を済ませても感謝もせず、酔って粗相をしたあとの面倒をみても当たり
前と思っているような歪んだ性格の持ち主に見えてきます。しかし、これら
の言動は（少なくとも大部分は）、アルコール依存症という病気の症状であ
って、お酒を止めれば変わります。家族も、本人を支配しているアルコール
依存症という病気を理解することが大切です。

　アルコール依存症を病気としてみれば、その治療方法はすでに確立されて
います。その方法とは断酒であり、それを援助するシステムです。病気が治
ったあとはふつうの生活を送ることができます。

　しかし、どうしても断酒の決心がつかない場合は、治療から完全にドロッ
プアウトするのを避けて、暫定的に節酒を治療目標とするという選択肢もあ
ります。飲酒の頻度や飲酒量を落とせば、脳や肝臓へのアルコールの有害作
用を減じることができます。しかし、身体的健康と社会生活を取り戻して、
それを維持してゆくことを考えると、飲酒頻度と飲酒量はそれまでの半分以
下にはしなければなりません。これは、顕著な離脱症状が出現した人や、病
気を否認する気持ちが強い人ではなかなか難しい目標です。節酒による治療
は、比較的早い段階の依存症や、やや重症でも本人がこのまま飲みつづけて
はいけないという気持ちをはっきりもっている場合に成功する可能性が高く
なります。

2）治療への導入

　最初の現実的課題は、病気を否認して病院へ行きたがらない本人をどのようにして治療へと導くかという問題です。最も簡便で有用な方法は、まずは家族が保健所、精神保健福祉センターあるいは地域の拠点施設を訪れることです。そこで、家族がアルコール依存症について知り、病気に関する知識や本人に対する具体的な対応法を学ぶことができます。相談によって家族自身の苦悩もいくらか軽減されるというメリットもあります。病気について理解しておくことは、本人の入院、断酒の継続、断酒会や家族会への参加など、その後につづく治療経過においても役立ちます。

　とはいえ、家族や周囲が心配しはじめてから実際の治療への導入までには、日時を要することがふつうです。仕事での失敗、職場からの受診指示、酩酊時の事故や事件や失態などは、本来好ましいことではありませんが、それらの出来事が治療開始のきっかけとなることがよくあります。検診結果からの受診勧告が契機となることもあるし、著しい体調不良のため選択の余地がなくなって受診にいたることもあります。

3）断酒

　いずれにしても、どこかの時点で断酒治療がはじまります。ただし、急に飲酒を中断または減量すると、先にも述べた離脱症状が出現することがあります。その予防のためには、十分な水分と電解質の摂取、ビタミン B12 と葉酸の補給、さらにベンゾジアゼピン系抗不安薬の使用が必須です。ベンゾジアゼピン系の抗不安薬はその作用がアルコールと部分的に重なるので、アルコールが抜けてゆくときの離脱症状の予防と軽減に役立ちます。これらの対策は、外来でもできなくはありませんが、安全に行うには入院治療が適しています。

　また断酒後しばらくは、不安感、焦燥感、身体不調などが出現しやすく、再飲酒の誘惑にも駆られやすいので、それらへの対応としても入院治療は利点があります。2～3週間すぎると気持ちがすっきりし、体調もずっとよくなって、お酒なしで生きていけることを実感できます。

4）断酒の継続

断酒の継続のためには、こころへのアプローチ、生活へのアプローチ、脳機能へのアプローチが組み合わされたプログラムが有効です。

①こころへのアプローチ

アルコール依存症という病気についてよく知ることがとても大切です。環境の問題でもなく、性格の問題でもなく、アルコール依存症という病気であるという理解が治療の出発点です。パンフレットやビデオを使いながら、スタッフが病気について説明し、飲酒から抜け出す道を一緒に考えてゆきます。飲酒の問題を否認、過少評価ないし正当化してきた認知パターンの修正を図り、飲酒から抜け出したい気持ちを引き出して、飲酒行動の修正につなげます。飲酒につながりやすい状況やストレスがあれば、その対処法を考えます。アルコール依存症の治療を行っている病院では、標準的なプログラムが用意されています。

②生活へのアプローチ（自助グループ）

同じように断酒をつづけている仲間との交流が断酒の維持に役立ちます。断酒会やAA（Alcoholics Anonymous）の会合に参加し、仲間の体験を聞き、自分も語り、飲酒中の強がりや意地や劣等感や腹立ちや言い訳などをこだわりなく話し合うことができます。新たな仲間ができ、酒なし生活の経験を積んでゆきます。それでも、ふとした誘惑から飲酒してしまい、あっという間に昔の依存状態に逆戻りしてしまうことがままあります。再飲酒してしまうことがあっても、また受け入れてくれるのが自助グループです。

③脳機能へのアプローチ（薬物療法）

薬物も断酒の補助としては役立ちます。昔から使われているのは抗酒薬で、これを服用中に飲酒すると、悪心、嘔吐、頭痛、動悸、顔面紅潮などの不快な反応が生じます。そのため断酒を継続しやすくなります。2013年には、飲酒欲求を軽減する薬（アカンプロサート）が登場しました。断酒している人の断酒継続率を上げる効果がありますが、飲酒している人の飲酒量を少なくする効果はないようです。

5）節酒という選択肢

比較的早い段階の依存症や、断酒には踏みきれないが自分は依存症であることを自覚し、このままではいけないという気持ちをはっきりもっている場合などでは、節酒という選択肢を試みることがあります。通院しながら、飲酒頻度や飲酒量の目標を治療担当者と決めてゆきます。家族はもちろん周囲の人にも、本人が節酒治療中であるという理解を得ることも必要です。

最近（2019年）、飲酒量を低減させる薬（ナメルフェン）が使用されるようになりました。飲酒の1〜2時間前に服用すると、それまでよりは少ない飲酒量で切り上げることができます。節酒治療の補助として役立てることができます。

4．療養の心構え

1）飲酒の害を知る

男性ではアルコール量で40グラム（日本酒2合、ビール2缶またはチューハイ2缶に相当）、女性では20グラムを超えると、生活習慣病や悪性腫瘍のリスクが上がります。これをはるかに超えて飲酒している依存症の人は、重大な健康リスクに日々さらされていて、重症例の平均寿命は50代前半といわれています。また、日中から飲むようになると気持ちの安定も失い、家庭がぎくしゃくし、仕事ではお酒がらみの失敗が増え、交友関係が狭まって、生活全般が歪んできます。そうなっていないか、ちょっと考えてみてください。お酒を止めることによって、からだの健康、こころの健康、そして社会生活を取り戻すことができます。

2）病気を知る

依存症から抜け出すためには、まずは病気を知り、それを理解することです。家族や親戚、職場の上司、かかりつけ医などから受診を勧められたら、断酒の決意がなくても、まずは一度、地域の専門機関を訪ねてみましょう。病気について、あなたの現状について、考えられる対策について、説明を聞

きましょう。あなたが依存症だとしたら、それは周りの誰の責任でもなく、あなたの性格のためでもなく、依存症という病気に捕まってしまったということなのです。その病気を理解し、そこから抜け出す道を担当者とともに考えてゆきましょう。

3）関係者と周囲のサポートを得る

精神的にも身体的にもアルコール依存状態になっているときに、一人でそこから抜け出すのは難しいことです。医師、心理師、看護師、ケースワーカーなどの専門職は、いつでもお手伝いのスタンバイをしています。

家族や仲間に、治療担当者の説明やパンフレットや講演などを通して、依存症について知ってもらうことも大切です。アルコール依存症というなかなかの難病と向き合っている本人への理解が深まり、適切なサポートが得られます。

究極の支援は、同じ依存症の人同士の相互支援です。断酒会とAA（Alcoholics Anonymous）は、依存症から抜け出そうとしている人たちの集まりであり、あなたの先輩であり、仲間でもあります。一人では断酒がつづけられなくても、仲間がいれば可能となります。

5．家族と周りの人にできること

1）病気の理解と本人への対応

酒を止めると言う本人を信じては何度も裏切られてきたかもしれません。泥酔して行った不始末は、記憶に残らないので、本心から悔い改めることができません。粗相や借金を家族が代行して後始末をすると、本人は責任をとらないで済むので、真剣に反省することもなく、結果としてますます飲酒を助長してしまいます。家族が不始末、粗相、借金の後始末をするのは、**イネーブリング**といって、よかれと思って行うことが裏目に出てしまうのです。この常軌を逸した飲酒行動は、本人のせいでも、まして家族のせいでも、職場や環境のせいでもありません。説得、懇願、叱責、環境調節では治りませ

ん。アルコール依存症という病気のためであり、病気の治療によって治ります。

２）相談機関を訪ねる

本人の飲酒を何とかコントロールしようとするうちに、家族も疲れてしまいます。本人が受診したがらないときは、まずは家族だけでも、県庁所在地に存在する精神保健福祉センターや地域の保健所で行っている相談窓口を訪ねて、アルコール依存症という病気の性質と家族のとるべき対応について、詳しく聞いてみましょう。アルコール依存症の治療に専門的に取り組んでいる病院や診療所でも相談を受けつけています。

家族が相談してもすぐには受診につながるとは限りませんが、病気の性質を知り、本人への対応を学び、治療への道筋について助言をもらえば、少し安心できます。

３）病院を受診する

本人はなかなか受診したがらないのがふつうです。説得や叱責や対立よりも、このまま飲酒がつづくのは心配なこと、以前の本人に戻ってほしいこと、からだの健康が心配なことなどを、おりにふれて伝えるほうが効果的です。仕事の失敗、職場の勧告、事故や事件、健康不良などの事態は、望ましいことではありませんが、それを契機として受診につながることはよくあります。

４）断酒の維持

通院あるいは入院しながら断酒し、離脱の時期を乗り越え、お酒なしの生活を再建してゆく時期がやってきます。本人もしばらく苦しい時期がつづきますし、再飲酒してしまうこともなしとはしません。本人が断酒会に参加するさいには、家族は家族会に参加すると、家族の悩みや対応を共有できて有益です。通院先の病院に家族教室が用意されていることもあります。

初期の場合や軽症の場合、あるいは重症でも暫定的に、断酒ではなく節酒

という方法も採用されるようになっています。頻度や量を大幅に下げなければなりませんから案外難しい方法ですが、これを選択したさいには、飲んだときに小言を言うのではなく、飲まなかったことや早めに切りあげたことを褒めましょう。

［参考ウェブサイト］
・依存症対策全国センター　https://www.ncasa-japan.jp/
・厚生労働省　e-ヘルスネット　飲酒　https://www.e-healthnet.mhlw.go.jp/information/alcohol
・社会医療法人あいざと会藍里病院　アルコール依存　http://www.aizato.or.jp/hospital/izon.html

コラム　抗不安薬と睡眠薬への依存

　薬を飲んだら癖になるのではないか、止められなくなるのではないか、と心配する人は少なくありません。実際のところ、うつ病などで使う抗うつ薬、双極症などで使う気分安定薬、統合失調症などで使う抗精神病薬に関しては、その心配はまったくありません。これらの薬には病気を治す働きはありますが、気持ちを快くする作用はなく、もっと飲みたくなることはありません。

　依存状態になる心配があるのは、ベンゾジアゼピン受容体に作用する抗不安薬と睡眠薬です。これらの薬は、病気の有無にかかわらず、誰が飲んでも緊張感や不安感を解き、眠気を誘う効果があります。しかも、飲むとすぐ効きます。これらの特徴は、適切に使えば大きな利点となります。しかし、効果はやがて切れるので、そこでまた飲みたくなりがちです。効果が強い薬ほど、また作用時間が短い薬ほど、また飲みたくなります。そういうときに、また飲む、あるいは多めに飲む、を繰り返すと、依存状態に陥ってしまいます。そうなると、減量や中断は、不安・緊張感の悪化、不眠、発汗、嘔吐などをもたらすので、なかなか止めるのが難しくなります。

　薬は医師と薬剤師の説明通りに使用することが鉄則です。効果不足を感じたときは、自己調節するのではなく、次回の診察のときに主治医と相談してください。なお、作用点がベンゾジアゼピン受容体以外にある抗不安薬と睡眠薬には、原則として依存性はありません。

第**12**章
認知症

　認知症は、記憶をはじめとするさまざまな脳の働きが低下し、日常生活全般に支障が出てくる病気で、高齢になればなるほど発症率が上がります。おおまかに言って、70代では10％、80代では30％、90代では50％の人が認知症になります。平均寿命が延びた現代社会では、まさに誰もがなる病気であり、誰もが身近に認知症の家族を抱えています。

　認知症は、その症状は心理・環境要因の影響を受けますが、基本的には脳の構造的変化のために生じる病気です。いくつかのタイプに分かれていて、神経細胞の変性が原因となる**アルツハイマー型認知症、レビー小体型認知症、前頭側頭型認知症**と、脳梗塞や脳出血が原因となる**血管性認知症**の４つのタイプが代表的で、この４タイプで認知症全体の９割以上を占めています。

　1．全般的な症状と加齢変化との違い

　認知症で最もよく認められる症状は物忘れ（**記憶障害**）です。初期には、昔のことは覚えていても、新しいことが覚えにくくなります。聞いたことを忘れて何度も同じことを聞いたり、買ったものを忘れて何度も同じものを買ったり、しまった場所を忘れていつも探し物をしたりします。病気が進んでくると、自分自身の昔のエピソードや世間的な知識なども思い出しにくくなります。

　物忘れは年齢が進むにつれ、誰にでもある程度は生じます。しかし、加齢による物忘れの場合は、人名、地名、物の名前などの固有名詞を思い出せな

いことがあっても、あとで思い出せることがよくあります。昨日の夕食で何を食べたかを忘れても、食事したこと自体を忘れることはありません。何よりも思い出せないことを切実に自覚しています。認知症の物忘れでは、そのような自覚が初期から失われてしまいます。

　また**見当識障害**といって、今いる場所や今日が何年何月何日なのか、わからなくなってくるのも認知症の重要な症状です。年月日を正確には想起できないことは誰にでもありますが、おおまかに何月の上旬か下旬かはわかっています。認知症の場合は、少し進行すると季節でさえわからなくなってきます。また、わからないことに無自覚、無頓着になってきます。

　次第に仕事や家事の段取りが悪くなったり、洗面、入浴のしかたに戸惑ったり、身だしなみをかまわなくなったり、料理や運転などの慣れた作業でのミスが増えたりなどの変化が生じて、生活全般に支障が生じてきます。

2．行動や心理面にみられる症状

　認知症では、記憶障害をはじめとする中核症状に随伴して、さまざまな行動面および心理面の変化が認められます。これらの症状は、以前は周辺症状と呼ばれていましたが、最近は認知症の**行動・心理症状**（Behavioral and Psychological Symptoms of Dementia）と呼ばれることが多くなり、その英語の頭文字をとって**BPSD**（ビービーエスディー）と略称されています。

　気分や意欲の変化はよくみられる症状です。認知症自体にともなう無気力や無関心では、本人は無頓着であることが多いのですが、病的な抑うつ気分が重なると、本人にも苦痛に感じられます。うつ病の併発とみて治療したほうがよいことがあります。

　妄想もよくみられます。なかでも**物盗られ妄想**が特徴的です。女性に多く、財布、宝石、預金通帳などを家族や介護者などが盗んだと言い張って、家族や介護者を悩ませます。また**嫉妬妄想**が男女ともにみられ、これも介護している配偶者には心外な症状です。この他にもさまざまな被害妄想や幻聴や幻視などが生じることもあります。

行動面でもさまざまな変化が生じます。あちこちと歩きまわる**徘徊**、今までではなかった麗容を欠いた行動、性的に抑制を欠いた行動、同じものばかりを食べるなどの食行動の変化などが生じます。

中核症状と随伴症状の出現のしかたは、認知症のタイプによって違うので、病気ごとに説明してゆきます。

3．認知症のタイプ

1）アルツハイマー型認知症

認知症全体の半分以上を占める、最も頻度の高い認知症です。発症は通常は60代以降で、年齢が進むにつれて発症頻度が上がります。通常は老年期の病気ですが、40代後半から50代に発病することもあります（**若年性アルツハイマー型認知症**）。女性のほうが発症頻度が高い傾向があります。

最初にみられるのは物忘れです。新しいことが記憶に残らなくなってきます。そのため、同じことを何度も聞いたり、置いた場所を忘れて探しまわったり、食事したことを忘れて苦情を言ったり、同じものを何度も買い込んだり、日取りがわからなくなって約束を守れなかったりします。時間の見当識があやふやになり、今日が何年何月かわからなくなってきます。物忘れや見当識障害を自分自身ではっきり自覚していることは少ないですが、なんとなく戸惑いは感じています。家族や周りに不注意ミスや記憶違いを指摘されると、自信をなくしたり不安に駆られたりすることもよくあります。

しかし、新しいことは記憶できなくても、これまでに蓄えた記憶は保たれ、人柄の変化は生じないので、礼儀をわきまえて常識的にふるまえるし、慣れた作業なら、多少ミスが増えたり精度が落ちたりはしますが、そう無理なく行えます。

病気が進行してくると、食事の支度の段取りがわからない、調理器具などの使いかたがわからない、家の近所でも迷子になる、話の内容が単純になる、着衣がルーズになる、何事につけ不器用になるなどの問題が生じてきます。これらは、物事の認識、動作の遂行、言語能力などが障害されるために

生じる問題であり、**失認**、**失行**、**失語**と呼ばれる症状と対応しています。次第に、記憶の障害も新しいことだけではなく、これまでに蓄えた知識も思い出せなくなって、自分の年齢もわからなくなったり、身近な人の区別がつかなかったり、自分の親が生きているなどと言ったりすることもあります。

　行動心理面の症状（BPSD）も加わると、感情が不安定になる、イライラして興奮しやすくなる、突発的に出かけようとする、スーパーから黙って商品を持って帰るなど、さまざまな問題が生じてきます。睡眠・覚醒リズムが乱れて、日中はうとうとしているのに夜中には大声をあげて騒いだりすることもあります。物盗られ妄想、嫉妬妄想、被害妄想などが加わることもあります。後述するせん妄が重なることもあります。さらに病気が進むと、運動機能も落ちて歩行も不自由になり、尿便の失禁も生じてきます。

2）レビー小体型認知症

　認知症全体の10％程度を占めています。高齢になるほど発症しやすいですが、50代の発症もまれではありません。男女比ではアルツハイマー型認知症とは逆に、男性で多い傾向があります。

　顕在発症に先立って、便秘、嗅覚の異常、うつ病と類似する抑うつ状態などを認めることがよくあります。寝ぼけや寝言にともなって夢遊病症状を呈する **REM 睡眠行動障害**（→126頁参照）が先行することもあります。アルツハイマー型認知症と異なって、発症初期には物忘れはあまり目立ちませんが、視空間の把握が苦手になって、たとえば図形の模写がうまくできなくなります。この病気に特徴的な症状は**幻視**で、「子どもたちが庭で遊んでいる」「人形が隣に立っている」などのありありとした幻視が現れます。もうひとつの特徴的な症状は**パーキンソン症状**で、動作緩慢、何もしていないときの手指のふるえ（静止時振戦）、筋肉のこわばり（筋強剛）などが出現します。家族などよく知っているはずの人物を別の人物と思い込む**人物誤認**という症状がみられることもあります。症状が変動しやすいこともこの病気の特徴です。自律神経関連の症状もよくみられ、起立性低血圧、尿失禁、失神などが生じることもあります。幻視に対し、不用意に抗精神病薬を使用する

と、少量でも顕著な錐体外路症状をきたすので注意が必要です。

　他の認知症でもせん妄が重なると幻視が出現しますが、せん妄のときの幻視は記憶不明瞭となるのに対し、レビー小体型認知症の幻視は、意識ははっきりしているので本人もよく記憶しています。

3）前頭側頭型認知症

　比較的早期（40〜65歳）に発病し、70歳以上での発症はむしろまれです。認知症全体の5％程度を占め、性差はありません。以前は**ピック病**といわれていましたが、最近は前頭側頭型認知症と呼ばれています。

　アルツハイマー型認知症とは異なって、記憶や視空間認知はほぼ保たれていますが、最初から性格の変化が目立ってきます。それまで几帳面だった人が、ある時期から何事にも無関心、無分別、投げやりになり、生活態度もだらしなく、無頓着で、時には衝動的に窃盗などの反社会的行動をとることもあります。同じ動作や行動にこだわったり、食事の嗜好が奇妙に変わったりすることもあります。前頭葉の変性が主の場合は、このように行動面の変化が主症状となりますが、側頭葉の言語領域の変性が強い場合には、言葉の障害が症状の中心となり、物の名前が言えなかったり、単語の意味がわからなくなったりするタイプ（意味記憶障害）と、発話がうまくできなくなるタイプ（非流 暢 性失語）に分かれます。

　まれに筋萎縮性側索硬化症を併発することがあります。

4）血管性認知症

　血管性認知症は、脳梗塞や脳出血によって脳が損傷されて生じる認知症であり、梗塞や出血などの血管性イベントと時間的に関連して発症します。比較的大きな出血・梗塞の後遺症として生じる場合と、臨床的にほとんど気づかれないような微小梗塞巣が多数重なって生じる場合に大別できます。認知症全体の30％程度を占め、アルツハイマー型など他の認知症と合併して生じることもあります。

　血管性認知症の予防には、適切な食事と適度な運動によってメタボリック

シンドロームにならないように注意し、高血圧、高脂血症、糖尿病が持病にあれば、動脈硬化症の促進要因となるので、よくコントロールするのが大切です。喫煙や過度な飲酒はリスクを高めます。

　血管性認知症の症状は、脳梗塞や脳出血の部位によって変わってきます。よく生じるのは記憶障害ですが、判断や理解は比較的よく保たれ、人格もまとまって、あまり認知症らしく見えません。また、特に病初期には、本人が記憶力低下に悩むことも加わって、かなり重い抑うつ症状を示し、不眠、不安、イライラ感などが強くて、うつ病と鑑別が困難なことが珍しくありません。また、ごくわずかな感情的刺激で急に涙がこみあげて、本人も当惑する現象（**情動失禁**または**感情失禁**）も血管性認知症でよく認められます。

　症状は脳梗塞や脳出血によって段階的に進行し、急に記憶が悪くなり、あるいは失語が現れるようなことがあります。また、突然に手足の運動麻痺や感覚異常、一時的な意識障害などが起き、数時間から数日で回復する虚血発作は血管性認知症に特徴的です。

　脳梗塞や脳出血のあとで、明瞭な記憶障害、運動麻痺、失語症、失認・失行などが認められないにもかかわらず、物事を手際よく処理する能力（遂行機能）が低下して、それ以前の仕事や家事がうまくできなくなることがあります。また、すぐ怒り、すぐ笑うなど、感情の深みがなくなるなど、微妙なパーソナリティ変化を認めることもあります。このような微妙な障害を高次脳機能障害と呼んでいます。

5）その他の認知症をきたす疾患

　その他の多くの脳の病気も、記憶をはじめとするさまざまな脳機能を低下させ、認知症を起こすことがあります。パーキンソン病やハンチントン舞踏病などの変性疾患に合併する認知症、神経梅毒やクロイツフェルト・ヤコブ病などの感染性疾患による認知症などがあります。

　また、**正常圧水頭症**は、記憶や注意力の低下、小股で不安定な歩行、尿失禁などを主な症状とする病気ですが、治療によって改善する認知症です。画像検査で特徴的な脳室拡大を認めます。

4．発症から受診まで

　認知症の人も初期には異変を自覚することは少なくありません。記憶力が落ちたことや、できるはずの作業がうまくできないことに直面して困惑と恐怖に襲われます。家族から用事を忘れたことを注意されたり、不手際を指摘されたりすると、内心ますます不安になります。このような困惑や恐怖や不安はずっとつづくわけではなく、あまり気にならなくなったり、また気になったりと動揺しながら経過し、次第に病気が進行してゆくと認知機能全般が衰えて、はっきり自覚することはなくなります。しかし、明瞭な自覚にはいたらなくても、自分自身に生じている変化を漠然と察知はしています。たとえば、計算ができないことを察知していると、数百円の買い物に一万円札を出してお釣りを受け取って、その場をうまく切り抜けるわけです。質問に戸惑うと、隣にいる家族を振り返って返答を代行してもらおうとすることもよくあります。これらのいわゆる「取り繕い」行動は、本人なりの生活の工夫であり対処行動であるということもできます。

　それでも認知症の人が自分自身の意志で病院を受診されることはめったにありません。異変を自覚しても、それを否定する気持ちも強いし、そのうち気にならなくなる時期もあるので受診にはいたらないようです。実は物忘れを主訴に単身来院される人は少なからずいますが、そのさいは物忘れや認知症への過度な不安や心配が一次的な問題であって、実際には記憶障害は認めないことが多いです。

　家族も初期には案外気がつきません。新しいことを記憶する力が多少低下しても、家庭内の習慣的な日常生活には不便が生じませんし、ちょっとした物忘れや忘れ物などは誰にでもあることなので、すぐに病的なものと判断するのは難しいことです。また、身近にいると、いつのまにか生じるゆっくりした変化にはかえって気づきにくいものです。そのうち、大事な用事を忘れたり、話の辻褄が合わなかったり、出かけた先で迷子になったりなどの事件が生じて、家族も異変に思いいたります。抑うつ気分、意欲低下、幻覚、妄

想、行動パターンの変化などの BPSD と呼ばれる認知症の行動心理面の症状が加わると、家族もいよいよ異変に直面することになります。

　認知症が疑われれば、できるだけ早く受診するに越したことはありません。記憶力低下をはじめとする認知機能の障害をもとに戻すことはできないし、病気の進行を止めることもできませんが、進行を遅らせることはできます。最近では、地域のかかりつけの医院も認知症の診療に携わっていますが、もし行動心理面の症状が加わっていれば、専門医のいるクリニックや病院が望ましいと思われます。ご本人が症状に無自覚になっていると、受診を嫌うことも多いかもしれませんが、「このごろは物忘れの薬もある」ことを説明して受診につなげましょう。不眠、体調不良、摂食低下などを受診の理由にするのも方便のひとつです。

　例外的にご本人自身が受診することがあるのは、初期症状として抑うつ気分や意欲低下が出現する場合です。これらの症状は、うつ病同様に本人にも苦痛として自覚されるので、受診につながります。経過をみないと認知症の診断がつかないこともあります。

5．診断

1）問診

　本人と挨拶を交わし、受診の労に謝意を述べ、体調など一般的なことをいくつか尋ねたあとは、本人がおいてきぼりにならないように配慮しながら、通常はご家族からお話を伺います。いつからどのような問題が日常生活のなかで生じているのかを、ご家族からなるべく具体的に伝えてください。医療者はそれを丁寧に聞き取って、どのような症状がどのような経過をとって生じてきているのかを判定し、認知症かどうか、そして認知症だとすればどのタイプの認知症かを考えます。

　上述したように、アルツハイマー型認知症では物忘れ（記憶障害）や日時や場所がわからなくなること（見当識障害）からはじまり、レビー小体型認知症では幻視やパーキンソン症状をともなうことが多く、前頭側頭型認知症

では性格変化や言語の障害が初期症状となります。血管性認知症では段階的な発症と進行に加え手足の麻痺などです。本人の症状と経過がどのタイプの認知症と合致するかを医師は考えてゆきます。

2）記憶と見当識の検査

　ご家族から経過と症状を聴取したあとで、本人に対しては、記憶と見当識などを評価するための質問を投げかけます。質問のセットとして頻用されているものに、改訂長谷川式簡易知能評価スケール（HDS-R）があります。全部で9項目あり、10分程度で遂行できる簡便な検査ですが、時間と場所の見当識、即時記憶、作業記憶、短期記憶、計算、視覚性記憶、言語流暢性などの諸機能をおおまかに把握することができます。満点は30点で、その日の体調や教育歴にも左右されるので、一概に何点以下は認知症と判断できませんが、25点以下のときは疑いをもって検査を進めます。

　Mini-Mental State Examination（ミニ・メンタルステート検査：MMSE）もよく使用される検査です。HDS-Rと同じく30点満点で、重なる検査項目も多いですが、言語流暢性検査などが抜け、代わりに言葉や文章の理解、図形模写などの課題が加わっています。HDS-RとMMSEは認知症の有無と重症度判定の補助として頻用されています。

　注意すべきは、うつ病で意欲と集中力が低下しているときや、からだの病気や薬物の影響のために意識がぼんやりしているときにも、点数は大きく下がることです。また、人格変化や行動心理変化に関して評価する項目は含まれていないので、前頭側頭型認知症やレビー小体型認知症の初期の検出には不向きです。これらのスケールの評価点だけを頼りに認知症の診断はできません。

3）神経学的検査

　上述したように、血管性認知症では初期から手足の麻痺などをともなうことがあり、レビー小体型認知症では初期からパーキンソン症状（動作緩慢、手指のふるえ、小股歩行など）がみられます。アルツハイマー型認知症で

も、進行すると手足の運動が不良となります。そのため、顔面や手足の感覚や運動をチェックする検査（神経学的検査）は、認知症の診断に必要となります。眼球運動、開口、挺舌、手指のふるえ、手指の動き、筋緊張度、手足の麻痺の有無、腱反射、動作全般、歩行の様子などを調べます。

4）血液生化学検査

全身状態が不良なときは脳の働きも低下するし、梅毒など一部の感染症は認知症の原因ともなるので、全身状態をチェックする血液生化学的検査も必要です。高血圧、糖尿病、心疾患などの基礎疾患のある人は、受診のさいに医療者に伝えておきましょう。

5）脳波検査

あまり知られていませんが、てんかん発作が高齢期に初発することがあります。発作によってもうろう状態となると、ぼんやりして動作や応答も緩慢になるし、もうろう状態の間の会話や行動は記憶から抜け落ちてしまいます。このため、高齢期のてんかんは認知症と間違われやすいので注意が必要です。てんかん発作の疑いがあるときは、脳波検査は発作波の検出のために大切な検査となります。

6）画像検査

認知症の診断では、画像検査は重要な役割をもっています。脳は、大脳、小脳、脳幹（間脳、中脳、橋および延髄）に分かれ、このうち認知症に関係するのは主に大脳です。大脳は、前頭葉、側頭葉、頭頂葉、後頭葉に分かれ、そのなかでも部位によって機能が局在しています。たとえば、言語機能は左前頭葉と左側頭葉の言語領域といわれる部位が重要ですし、視覚には後頭葉の視覚野の働きが重要です（図12-1）。

認知症ではタイプごとに特定の脳部位の萎縮や病変がみられるので、それを画像検査によって確かめることができます。

アルツハイマー型認知症では、側頭葉と頭頂葉が萎縮します。最も初期か

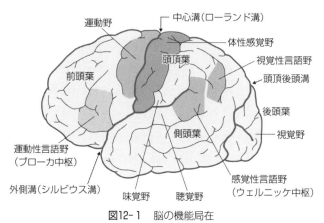

図12-1 脳の機能局在
（山下格著、大森哲郎補訂『精神医学ハンドブック［第 8 版］』より引用）

ら萎縮するのは、側頭葉の奥にある海馬という部位です。この部位は新しい
ことを記憶するために重要な役割を担っており、ここの働きが低下すると記
銘力が障害されて物忘れが生じるのです。長期記憶全般や失認、失行、失語
の症状も加わってくると、萎縮が側頭葉や頭頂葉全体に広がってきます。

　レビー小体型認知症では、脳全体の萎縮が軽度にみられたり、特に後頭葉
の萎縮がみられたりしますが、特異的な所見はありません。特殊な検査を行
うと、神経伝達物質のドパミンに関連する異常が脳の基底核と呼ばれる領域
において認められます。

　前頭側頭型認知症ではその名の通り、前頭葉や側頭葉に萎縮がみられま
す。

　血管性認知症では、脳内に出血や梗塞がみられます。脳内多発梗塞巣や白
質異常所見は、アルツハイマー型認知症などとの鑑別に役立ちます。血管性
とアルツハイマー型の認知症の合併例も診断できます。

6．病態

　アルツハイマー型認知症は、アミロイドβとリン酸化タウという物質が大
脳皮質に異常に蓄積する病気です。剖検脳を顕微鏡でみると、神経細胞の脱

落、老人斑（アミロイドβが沈着した斑点）、神経原繊維変化（リン酸化タウの沈着による変化）などがみられます。

　レビー小体型認知症は、α - シヌクレインという物質からできているレビー小体が、脳の神経細胞や脊髄・自律神経領域に多数出現して蓄積します。レビー小体はパーキンソン病でも脳幹に限局してみられるものですが、レビー小体型認知症では大脳皮質から脳幹にかけて広範囲に出現しています。

　前頭側頭型認知症は、タウや TDP-43 などと呼ばれる物質が前頭葉と側頭葉に蓄積します。神経細胞の減少、グリア細胞の新生、ピック嗜銀球（しぎんきゅう）といわれる病変がみられます。

7．治療と援助

　認知症という病気はゆっくり進行し、その間にはさまざまな症状や問題が生じます。その時々の症状や問題に対応しながら、長い目で治療、看護、介護、支援してゆくことが大切です。この長期にわたる過程には、医師、薬剤師、心理師、ケースワーカー、作業療法士、理学療法士、栄養士、ケアマネジャー、ヘルパーなど、多職種のスタッフが関与します。しかし、自宅で暮らす限り、最も身近な介護者は家族に他なりません。他職種のスタッフは本人の支援者であるとともに、家族の支援者であり同伴者ともいえます。認知症ほど医療者と家族の共同作業が必要な病気は他にないかもしれません。

1）治療と介護のはじまり

　初期の認知症では、記憶障害などの症状があっても、全般的知識と理解力と判断力は保たれています。初期段階ならば、家族だけではなく本人に対しても病気の説明を行う意味があります。病気を知ったうえで、今後の生活や医療や財産などに関し、家族と真剣に相談することができますし、症状の進行と影響を最小限にするための治療と工夫を医療者と率直に話し合うこともできます。今後、疾患の進行を制御する薬物の初期段階からの使用が一般化すれば、病気の告知は不可欠となるでしょう。しかし、認知症を受け入れな

ければならない不安と苦悩は想像に難くありません。その不安と苦悩に配慮
しながら、疾患の進行はきわめて緩徐であって、残された時間はまだ充分に
あることをわかりやすく丁寧に説明します。

　病気が進んでくると、本人への説明はその理解力に応じたものとなり、家
族への説明に重点が移ってきます。認知症の症状として、物忘れは家族にも
理解しやすいのですが、それにともなって生じる多彩な行動心理面の変化に
は戸惑います。前頭側頭型認知症の人格変化や、レビー小体型認知症の幻視
などは、はじめから認知症の症状と疑っている家族は少ないものです。それ
ぞれの疾患に応じて出現している中核症状と周辺症状について説明し、おお
まかな今後の見通しを伝えます。

　認知症の診断は家族にとっても一大事です。本人の記憶の喪失と人柄の変
化に直面し、しかもそれが回復不能かつ進行性であることを認識するのはつ
らいことです。また、実際のところ、介護のための家族の時間的、経済的お
よび心理的な負担も少なくありません。在宅介護が長期化し、介護の役割
が、夫、妻、息子、娘、嫁などの特定の少数者に集中すると介護者の心身が
疲弊します。家族間の理解の共有と協力体制が欠かせません。また、介護保
険を利用して、訪問看護、ヘルパー、デイサービス、ショートステイなどの
支援を積極的に利用するようにしましょう。

　長期的な治療と介護を、在宅のまま継続するか施設入所とするかは、本人
の状態と介護する家族の事情を勘案して判断することになります。さまざま
な支援制度を活用しても、症状が進むと自宅での介護は難しくなってくるこ
とも少なくありません。介護保険制度のもとにさまざまな施設が整備されて
います。通院先施設や担当のケースワーカーなどと相談してください。

　また、判断力や理解力の低下につけ込まれて、高額取引や悪徳商法の被害
にあうことがあります。お金や通帳の管理に気をつけましょう。財産の管理
が危ぶまれるときは、成年後見制度を利用することができます。

２）認知症の治療と支援の基本

　医療者の間では「病気を診ずして病人を診よ」とよくいわれますが、この

格言は認知症にも当てはまります。認知症ではなく、認知症という苦しみを
もつ人を相手にするのが治療と支援の基本原則です。

　医療者は、学問と技術で病人を健康な状態に戻すことを本来の仕事と考え
ます。それはその通りですが、その他にも、病人にしかわからない苦悩を聞
いて、医療者が病人と共同して苦悩の少ない生活を工夫する方法もありま
す。この方法は、症状が長くつづくときには特に大切であり、神経症、うつ
病、双極症、統合失調症についても述べてきました。同じ考えが、認知症に
も当てはまります。すなわち、認知症の人を自分たちのように健康にするの
ではなく、認知症という病気の様子をよくみて、話し相手になって、その気
持ちに合わせて、それぞれの人とうまく付き合う方法を考えることが大切で
す。

　介護する家族の心構えも同じです。認知症が重くなると、本当に5分前の
ことも忘れ、たとえば娘を兄嫁と思い、しばらく会わない息子を他人扱いし
てしまいます。その現実を尊重して、無理に自分が娘・息子であることをわ
からせようとせず、そのままに付き合っていくようにしましょう。認知症の
人を自分たちに合わせさせようとするのではなく、自分たちが認知症の人に合
わせるのが賢明です。

　認知症の高齢者は、声がけをする人がいて、なじみの人ができて、話の輪
のなかで勝手な独り言をつぶやいているうちに、表情がよくなって、元気な
様子をみせます。もちろんどの病気にも、どうしても個室から出られない重
症患者もいるように、認知症の人も、身体疾患をもち、あるいは衰えが目立
つと、寝たきりにならざるをえません。しかし、少なくともそれまでは、認
知症の人を孤独にせず、安心して楽しく暮らせるように、細かな心配りが求
められます。

　以上述べたことは、理想であり、目標であって、実行が難しいことは言う
までもありません。認知症の高齢者をもつ家族の苦労は決して軽いものでは
なく、しかも長くつづきます。定期的に医療・介護関係者、ソーシャルワー
カーやボランティアの訪問を受け入れたり、デイサービスを使って毎週数日
間なじみの施設で過ごしたり、時には短期間の入院や入所を利用すること

が、家族にとって大きな救いとなります。家族の救いは、世話される高齢者の救いにも通じます。

3）薬物療法

認知症は、脳構造の病気であり、脳機能の障害のためにさまざまな症状が出現しています。それらの改善を目的とする薬物療法も進歩してきています。治せる部分は治し、改善できる部分は改善すると、介護や支援の導入も円滑となります。

以下に述べる薬物治療は、通常は外来診療のなかで行われますが、幻覚、妄想、不穏、興奮、焦燥などの行動心理面の症状（BPSD）が著しいとき、徘徊行動やもうろう状態がしばしば出現するとき、摂食不良や昼夜逆転がつづくときなどは、入院治療を考慮します。ただし、入院治療には、環境変化に適応できずにかえって症状が悪化したり、慣れない病棟内で転倒したりするなどのリスクもともなうので、医療者とよく相談して決めてください。

① 記憶障害

アルツハイマー型認知症の記憶障害に対して４つの薬剤が使用を認められています。病態（アミロイドβとリン酸化タウの蓄積）の進行そのものを抑えることはできず、生じてしまった記憶障害を回復させることもできませんが、症状の進行をいくらか軽減することができます。レビー小体型認知症の記憶障害に対しても１つの薬剤の使用が認められています。

これらの薬剤は、アセチルコリン系またはグルタミン酸系という神経伝達物質系に作用点をもつ薬物であり、記憶障害に対する対症療法となります。服薬初期には吐き気、めまい、ふらつきなどがみられることがあるので、少量から開始して、次第に増量します。まれにイライラや興奮が出現することもあります。最近（2023年）、アルツハイマー型認知症の根本的な病態と考えられているアミロイドβタンパクの蓄積を抑制し、初期から使用すると疾患の進行そのものをある程度抑える薬物が導入されました。

また、血管性認知症に対しては、高血圧や糖尿病などの基礎疾患が脳梗塞や脳出血の背景となるので、それらの改善が進行抑制のために大切です。多

発性脳梗塞による認知症に対しては、脳循環改善薬が特に早期にはある程度役立ちます。

　薬物に関連して注意しておくべきことは、いくつかの抗不安薬、睡眠薬、鎮痛薬などの過度な使用は、記憶力や注意力を低下させて、認知症の症状を悪化させることがあることです。医師と相談しながら使用するようにしてください。

　②　不眠

　睡眠は加齢とともに効率が悪くなり、若いときの深い熟眠感は得られにくくなります。認知症では、その傾向が顕著となり、寝つきが悪く（入眠障害）、途中で起きてしまい（途中覚醒）、朝早くから目覚めてしまいます（早朝覚醒）。そのため、日中うとうとしやすく、活動全般の低下もあいまって昼寝が長くなり、するとその晩が眠りにくくなるという悪循環に陥ります。これを回避するには、規則正しい食事、適度な運動、一定の入床・起床時刻など、生活リズムの維持が基本中の基本となります。

　睡眠薬を使用するさいは、依存性がなく安全性に優れるオレキシン受容体に作用する薬剤またはメラトニン受容体に作用する薬剤が優先的に使用されます。それが無効な場合は、従来から重用されてきたベンゾジアゼピン受容体に作用する睡眠薬を使用することもあります。せん妄も疑われるさいには、クエチアピンなどの非定型抗精神病薬の少量が有用なこともあります。睡眠薬は日中まで眠気が残って逆効果になることがあるので、注意して使用しなければなりません。

　③　せん妄

　せん妄はコラムでも述べるように（→183頁参照）、意識レベルが低下して不安、不穏、幻視などをともなう状態であり、認知症そのものとは異なりますが、しばしば認知症に重なって生じます。夜間に生じやすく、その場合は**夜間せん妄**と呼ぶことがあります。せん妄が合併すると、看護負担が倍加し、特に在宅看護を困難にします。

　せん妄は、感冒などの感染、持病の悪化、発熱・脱水などの身体的原因の他、不用意なベンゾジアゼピン系の抗不安薬や睡眠薬などの使用や、入院な

どの生活環境変化によっても誘発されます。各原因や誘因に応じた対応をするとともに、できるだけ静かな環境で、話し相手になる時間を増やし、安心できるよう計らうことが基本的な対応です。規則的な食事や適度の活動を心掛け、睡眠・覚醒リズムを維持するのも大切です。

幻覚、不安、不穏、夜間の徘徊などの程度が強いときは、少量の非定型抗精神病薬が有効です。

④　抑うつ状態

明らかな心配事があって落ち込んでいるときは、心配事の解決や環境の調節などの現実的な対応と精神療法的なアプローチが基本です。うつ病の併発が疑われるときは、慎重にうつ病の治療を開始します。うつ病による集中力低下、意欲低下、判断力低下などは認知症の症状と見誤られることがあり、抑うつ症状がよくなってみると認知症ではなかったことがわかることがあります。

⑤　幻覚と妄想

統合失調症に類似した被害妄想や関係妄想が出現することがあります。その場合は、抗精神病薬が有効です。通常は副作用の少ない非定型抗精神病薬を少量使用すれば改善します。

物盗られ妄想と嫉妬妄想は、抗精神病薬はあまり有効ではなく、しばしば対応が難しくなります。物盗られ妄想なら身近な家族が盗んだと主張し、嫉妬妄想なら配偶者の不貞を疑うわけで、最も親身に介護している家族や配偶者には心外このうえないことです。間違いを正そうとすると、かえって互いに感情的になってしまいます。他の家族や介護者の介入を図り、医療者とも相談しましょう。安心できる環境と楽しみのある生活が、こだわりを和らげるのに役立ちます。

⑥　焦燥、不穏、興奮、暴力行為

さまざまな背景から焦燥、不穏、興奮、暴力行為がみられます。妄想・幻覚が背景にあることもあれば、せん妄にともなって生じていることもあります。いずれにしても抗精神病薬が有効です。あまり知られていませんが、高齢者の焦燥や不穏行動に、選択的セロトニン再取り込み阻害薬（SSRI）が

有効なこともあります。抗うつ効果や抗不安効果とは別に、攻撃性や衝動性を制御する作用をもっているからです。また、漢方薬の抑肝散は、不安・不眠以外にも焦燥感や異常行動を改善できることがあります。副作用は少ないですが、電解質異常などが生じることがあります。

8．家族と周りの人にできること

1）病気を認める

　家族は、元気で何でもできたころのイメージが抜けず、昔は簡単にできたことが今はできないことをなかなか納得できないものです。そのため、失敗や不備に対し、注意したり叱責したりしてしまいます。すると本人は、叱られて落ち込み、反発して腹を立てます。まずは、病気を認めることです。

　認知症のことを英語で long goodbye ということがあります。本人は長い時間をかけてゆっくり家族にお別れをしてゆきます。家族もゆっくり別れの時を過ごしましょう。本人にも家族にも、迷いも苦労も波乱もある長い道のりとなります。

2）生活環境の整備

　介護の基本は、本人の回復を目指すわけではなく、本人に合わせた生活の実現を目指すことです。在宅で過ごす場合は、本人に合わせて居住環境や生活環境を整えるようにします。転倒防止のために段差をなくし、手すりをつけ、階段や廊下は夜も明るくしておきましょう。室内はなじみの家具や備品はそのままにしますが、危険なものは遠ざけます。鏡現象といって、鏡に映し出された自分の姿を自分ではなく他の人と思い違いすることがありますが、もし不安や当惑を感じているようなら壁紙で覆いましょう。

　衣服着脱、入浴、食事などで混乱するようになったら、着脱の容易な衣服に変更したり、入浴手順や食膳の簡便化を図ったりします。慣れた雰囲気は保ちつつ、環境や習慣のほうを本人に少しずつ合わせます。

3）行動や心理面の問題

　不安、抑うつ、気分易変性、易怒性、幻覚、妄想、不穏、攻撃性などの行動心理面の症状（BPSD）は、認知機能の低下という中核症状以上に介護の負担を増すことが多いです。

　基本的な対応策は、本人の生活習慣や趣味をできるだけ継続し、日中は少しでも日光を浴び、規則的に食事をとり、生活リズムを保って、夜間の睡眠をとれるように心掛けることです。規則的な生活リズムは、BPSD症状の予防と最小化に役立ちます。

　焦燥および攻撃性に対しては、誘因となる状況があれば特定し、それを回避する工夫を考えます。本人には穏やかな口調で対応し、正面から議論せず、注意を他に転じるように仕向けましょう。特定の行動や習慣へのこだわりが強ければ、それを取り込んで日課のパターン化を試みるのも一法です。

　嫉妬妄想と物盗られ妄想は、最も身近で献身的に介護している家族が対象となるだけに、対象となった家族当人は困惑し、愕然（がくぜん）としてしまいます。もちろん、家族当人の対応に不備不足があるわけではまったくありません。他の家族、ヘルパーなど介護スタッフ、受診先の医療関係者にも問題を理解してもらうことで心理的負担が軽減します。

　行動心理面の症状は、認知症の経過のなかで、出現しては消退し、また別の問題が出現しては消退し、というふうに変遷しながら、それなりに落ち着いてゆきます。家族も焦ることはありません。

4）介護制度と医療機関の積極的利用

　介護認定を受け、介護保険によって得られる支援を最大限生かしてください。要介護の段階にもよりますが、ケアマネジャーの介入、ヘルパーの派遣、デイケアの利用、入浴介助、ショートステイなど、さまざまな支援が得られます。医療機関でできることも少なくないので、経過中に生じる問題に応じて相談・受診してください。

　在宅介護が難しくなれば、施設の選択肢があります。さまざまなタイプの施設が用意されていますので、ケアマネジャーあるいは受診施設の担当者な

どと相談してください。

[参考ウェブサイト]
・長寿科学振興財団　健康長寿ネット「認知症」 https://www.tyojyu.or.jp/net/byouki/ninchishou/index.html

---

コラム　意識障害とせん妄

　一般に、意識があるといえば呼びかければ反応がある状態を指し、意識がないといえば呼びかけても答えがない状態を指しています。もう少し正確にいうと、正常な意識とは、よく目覚めていて注意が行き届いている状態であり、意識を完全に失った状態は横たわったまま何の反応もできない昏睡の状態です。この間にはさまざまな意識レベルの段階があります。

　意識レベルが少しだけ下がると、声がけに応答はできても、注意は散漫となり、言動にまとまりがなくなります。見当識もなくなり、今、どこで、何をしているのかがわからなくなり、あとでその期間の想起ができなくなります。お酒に深く酔ったとき、薬物を過量摂取したとき、高熱や脱水などで全身状態不良でぼんやりしているときなども、意識レベルが低下した状態です。記憶障害や見当識障害が生じる点では認知症と似ていますが、大きな違いは認知症と異なり意識レベルの低下は可逆性であることです。

　意識レベルが低下すると反応が乏しくなり、次第に静かになることもありますが、感情や思考が脈絡なく動き、時には行動まで活発になることがあります。そのような状態を**せん妄**といいます。周りの人や物を誤認し、不安に駆られて、大声をあげたりします。時には錯視や幻視が盛んで、壁のしみを人の顔と見間違えたり、窓に亡霊を見て恐ろしがったり、昆虫が列を作ってベッドにはいあがるなどと言って振り払おうとしたりします。アルコール依存症の人がお酒を止めたときに生じる**振戦せん妄**はよく知られています。

　せん妄はアルコールや薬物が脳活動に影響したり、全身状態が不良なために脳の働きが低下したりしたときに起こります。脳に萎縮などの構造的変化のある認知症では、もともと脳の機能が低下しているので、せん妄が起こりやすくなっています。薬物の追加や全身状態のちょっとした変化、時には環境変化が加わるだけでせん妄が誘発されます。

　せん妄の対策と治療については本文中に述べました。せん妄は治療可能ですので、見逃さないようにしなければなりません。

索引

おわりに

　本書は、医療、心理、保健、福祉、教育領域の関係者やそれらを学ぶ学生を主な対象とする『精神医学ハンドブック［第8版］』（日本評論社、2022年）を下敷きとしています。故山下格先生の著されたこのハンドブックは、高度な知識を平易な文章で説き語った名著です。その第8版の補訂に携わったさいに、内容をさらにかみ砕き、表現をさらに平易にした本人・家族向けの姉妹編を作りたいと思い立ちました。

　こころの病気のことは、新聞、雑誌、テレビにしばしばトピックスとして取り上げられていますし、ウェブサイトには量・質さまざまな情報があふれています。しかし、トピックスはなかなか自分事としてフィットせず、症状や病名もわからない段階ではウェブサイトの検索も簡単ではありません。診療現場にいると、本人も家族も病気と気づくことなく何年も過ぎた事例や、中途半端に治療を中断してしまった事例にしばしば遭遇します。こころの病気の理解は、市民の間にもっともっと広まらなくてはなりません。

　本書では、どの街角にもある精神科クリニックやごくふつうの精神科病院で行われている診療を念頭において、専門家には凡庸で当たり前の内容を、できるだけ正確に、できるだけわかりやすく書き記しました。悩みを抱える本人とその家族の一助となれば幸いです。

●著者───

大森哲郎（おおもり・てつろう）

1981年　北海道大学医学部卒業
1999年　徳島大学教授（精神医学分野）
2021年　徳島大学名誉教授
　　　　社会医療法人あいざと会藍里病院あいざと精神医療研究所所長

主要著書：よくわかる精神科治療薬の考え方、使い方　第4版（編著）、中外医学社（2023）、精神医学ハンドブック　第8版（補訂）、日本評論社（2022）、精神医学における仮説の形成と検証（編著）、学樹書院（2021）

ほんにん　かぞく　　　　　　　せいしんいがく
本人・家族のための精神医学ハンドブック
びょうき　　　　　　きょうかしょ
──**こころの病気のやさしい教科書**
●───2024年4月15日　第1版第1刷発行

著　者───大森哲郎
発行所───株式会社　日本評論社
　　　　　　〒170-8474 東京都豊島区南大塚3-12-4
　　　　　　電話03-3987-8621（販売）-8598（編集）
　　　　　　振替　00100-3-16
印刷所───精文堂印刷株式会社
製本所───株式会社難波製本
装　幀───臼井新太郎
装　画───右近　茜
検印省略　Ⓒ T.OHMORI 2024　　　Printed in Japan
ISBN 978-4-535-98535-3

最高水準の知識をみんなのものに！

精神医学ハンドブック

医学・保健・福祉の基礎知識

山下　格 [著]

［第8版］

大森哲郎 [補訂]

ICD-11にも対応

〈専門的かつ平易な「読める教科書」の決定版！〉

★診断・治療・援助をきわめた山下精神医学の「不易」の部分を残し、「実用」の部分を大幅にアップデート。最良の後継者を得て12年ぶりに全面改訂！

★それぞれの疾患ごとに〈治療と援助〉をわかりやすく、ていねいに説明。

★通読に便利な「基礎知識＋少しくわしい知識＋補助的知識」の3段階記述。

★医療・看護・福祉はもちろん、心理・教育・司法関係者のための画期的ハンドブック。

CONTENTS

0　はじめに：原因と症状と診断・治療・支援

1　主に心因によるもの
1-1.心身症―心理的影響による身体的変化／1-2.神経症・ストレス関連障害／1-3.治療と援助

2　主に内因によるもの
2-1.気分症群／2-2.統合失調症

3　主に器質因によるもの
3-1.脳の急性障害／3-2.脳の慢性障害／3-3.治療と援助

4　睡眠・摂食・性関連障害

5　物質使用症と嗜癖行動症
5-1.物質使用症／5-2.嗜癖行動症／5-3.物質使用症と嗜癖行動症の治療と援助

6　児童・青年期精神医学
6-1.情緒と行動の障害／6-2.神経発達症／6-3.治療と援助

7　性格のかたより

8　精神保健福祉法と司法精神医学
8-1.精神保健福祉法／8-2.司法精神医学

［付表］向精神薬の一覧表　　　　●定価2,640円（税込）●A5判　●336ページ

日本評論社
https://www.nippyo.co.jp/